호 스 피 스
의 료 현 장 에 서

인간답게
죽는다는 것

야마가타 켄지 지음
홍영선, 최윤선, 한성숙, 박종기 감수
김수호, 김의호 옮김

군자출판사

인간답게
죽는다는 것
호스피스 의료 현장에서

첫째판 1쇄 인쇄	2006년 10월 10일
첫째판 1쇄 발행	2006년 10월 15일
둘째판 1쇄 인쇄	2015년 11월 5일
둘째판 1쇄 발행	2016년 1월 5일

지 은 이 야마가타 켄지(山形謙二)
옮 긴 이 김수호, 김의호
발 행 인 장주연
출 판 기 획 조은희
내 지 디 자 인 심현정
표 지 디 자 인 김민경
발 행 처 군자출판사
　　　　　등록 제4-139호(1991.6.24)
　　　　　본사 (110-717) 서울시 종로구 창경궁로 117(인의동 112-1) 동원회관 BD 6층
　　　　　전화 (02)762-9194/9197　　　팩스 (02)764-0209
　　　　　홈페이지 | www.koonja.co.kr

"NINGEN RASHIKU SHINU TO IUKOTO-HOSPICE IRYO NO GENBA KARA"
Written by kenji Yamagata
Copyright ⓒ Kenji Yamagata
All rights reserved.
First published in Japan by Kairyusha, Inc., Tokyo
This Korea edition published by arrangement with Kairyusha, Inc., Tokyo
in care of Tuttle-Mori Agency, Inc., Tokyo through Bom Agency Co., Seoul

· 파본은 교환하여 드립니다.
· 검인은 저자와 합의 하에 생략합니다.

ISBN 978-89-6278-420-6
정가 15,000원

저자 소개

야마가타 켄지(山形謙二)

1946년 일본, 동경 출생
1972년 동경대학 이학부 졸업
1976년 미국 로마린다 대학 의학부 졸업
1980년 동 대학 부속병원에서 내과전문의 과정 수료
1981년 일본, 고베아도벤치스토병원 내과 과장
1982년 동 병원 호스피스 병동 개설
1995년 동 병원 부원장·내과 부장
2001년 동 병원 원장, 현재에 이름
미국 내과학 전문의, 미국 내과전문의회 상급회원(FACP),
미국 호스피스 완화의료학 전문의, 일본 완화의료학회 평의원,
미국 호스피스 완화의료학회 회원
(American Academy of Hospice and Palliative Medicine),
미국 호스피스 완화의료전문가협의회 회원
(The National Council of Hospice and Palliative Professionals),
일본 호스피스 재택케어연구회 평의원, 효고(兵庫) 완화케어연구회 대표,
효고(兵庫)의과대학 임상실습 교수,

간사이가쿠잉(關西學院)대학 비상근 강사

저서

인간답게 죽는다는 것 : 호스피스 의료현장에서(海龍社, 1996)

공저서

호스피스 입문(行路社, 2000)

암치료 : 여러 가지의 선택(에픽社, 1999)

산다 : 대진재를 체험하며 새롭게 생과 사를 생각한다.(六甲出版, 1995)

神戸アドベンチスト病院 〒651-1321 日本, 神戸市北區有野臺 8-4-1

역자 소개

김수호 현 삼육대학교 동양어학부 교수, 목사

김의호 현 미국 캘리포니아 주 클리어레이크 개업의.
미국 PUC 대학 졸업. 로마린다 대학 의학부 졸업. 내과전문의.

감수자 소개

홍영선 가톨릭대학교 종양내과 교수
한국호스피스완화의료학회 이사장
아시아태평양호스피스학회 부회장

최윤선 고려대학교 의과대학 가정의학과 교수
한국호스피스완화의료학회 간행이사
고려대학교 구로병원 호스피스회 회장

한성숙 가톨릭대학교 간호대학 : 호스피스교육연구소 소장
한국호스피스 간호사회 수석부회장
한국의료윤리교육학회 이사

박종기 에덴요양병원장
미국워싱턴 타코마·박의료원장
재미의사

저자 서문

한국어역 출판에 덧붙여

이번에 졸저 「인간답게 죽는다는 것」의 한국어역이 출판되는 것을 참으로 기쁘게 생각합니다.

의학의 진보와 함께, 의료는 현저한 발전을 이루어 평균수명이 현저하게 연장되는 등 우리는 현대의료의 혜택을 받아 왔습니다. 그러나 한편 하이데거가 인간을 「죽음에 이르는 존재」로 규정한 것처럼 머지않아 모든 사람은 죽음을 맞이해야 하는 혹독한 현실에 놓여 있습니다. 호스피스 의료는 장기(질환)별 시점 · 큐어(치료)를 우선시하는 현대의료의 「종말기의 본연의 모습」에 대해 전인적 시점 · 케어 우선을 목표로 하는 무브먼트(운동)로 태어나 성장해 왔습니다.

일본의 호스피스 의료는, 구미(歐美)나 오세아니아의 여러 나라들에 비해 아직도 미숙한 발전도상의 의료분야입니다. 통증 등의 증상 조절을 비롯한 환자중심의 의료 등 일반 의료현장에서 다루어야 할 수많은 과제가 남겨져 있습니다. 「인간답게 죽는다는 것」은 현대일본의 의료현장에 있어서의 큰 과제라고 할 수 있습니다.

죽음은 실로 슬픈 사건입니다. 고통이나 슬픔을 수반하지 않는 죽음이란 있을 수 없습니다. 그러나 그러한 중에서도 우리는 그 슬픔과 고통이 조금이라도 완화되어 치유되는 죽음의 본연의 모습을 추구해 나가야 합니다. 설령 신체의 치유는 불가능하다 하더라도 증상이 충분히 완화되고 마음이 치유되는 의료가 필요시 되고 있습니다. 우리가 지향해야 할 죽음의 본연의 모습은 「만족스러운 죽음」이며, 환자 본인 · 가족 · 의료인 모두가 「납득할 수 있는 죽음」이어야 합니다. 이러한 죽음은 결코 우연히 되는 것이 아닙니다. 일반 시민 모든 분들과 의료 종사자가 함께 힘을 모아 만들어 가야 하는 것입니다.

이 책이 한국에 있어서 현대에 직면하는 죽음의 본연의 모습에 대해 함께 생각하는 하나의 계기가 될 수 있다면 기대 이상의 기쁨입니다.

마지막으로 번역의 수고를 해 주신 김수호 교수와 김의호 내과의를 비롯해 감수를 해 주신 한국호스피스완화의료학회 관계자 그리고 군자출판사 임직원분들께 진심으로 감사의 말씀을 드립니다.

2006년 여름

코베에서

야마가타 켄지(山形謙二)

목차

삶과 죽음을 바라보며

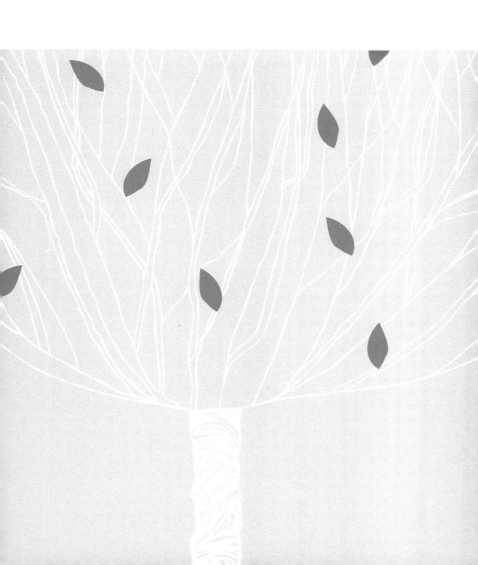

죽음을 바라보는 것은
생명을 바라보는 것

그 리 고 태 양 은 떠 오 른 다

　미국의 대학 병원에서 인턴으로 일하기 시작한지 얼마 안 되던 때였다. 내과 인턴은 2개월마다 순환기, 호흡기, 소화기 등 내과의 각 병동을 돌게 되어 있었다. 나의 첫 병동은 최고층에 있는 암 병동이었다.

　자정이 지난 어느 날 밤, 갑자기 집 전화벨이 울렸다. E 씨의 상태가 이상하다는 것이다. E 씨는 60대의 백인 여성이었는데 과거에 대장암 수술을 받았다. 최근 복통을 호소하여 정밀검사를 받기 위해 입원해 있었다. 검사 결과는 대장암의 재발이었으며 병세가 안정되어 곧 퇴원할 예정이었다.

　나는 서둘러 옷을 갈아입고 자동차로 뛰어 올랐다. 병원의 주차장에 차를 세우자마자 숨이 턱에 닿을 것처럼 9층 암 병동으로 달려갔다.

E 씨의 피부는 흥건히 젖어있었고 차가웠으며 얼굴은 창백했다. 맥박은 약했고, 호흡은 얕고 빨랐다. 혈압은 눈에 띄게 떨어지고 의식은 점차 몽롱해져 갔으며 복막염으로 인한 패혈증 쇼크인 듯했다. 곧 수액을 주사하고 혈압상승제를 투여했다.

그 후 전화로 가족에게 이러한 갑작스러운 변화를 알렸고 급히 E 씨를 8층의 중환자실로 옮겼다. 중심정맥(中心靜脈) 카테터를 삽입하고 그곳을 통해 대량의 수액과 항생제를 투여하기 시작했다. 그러나 혈압은 생각처럼 올라가지 않았고 소변도 거의 나오지 않았으며 혈압상승제 또한 거의 효과가 없었다. 혈액 가스검사 결과는 심각한 대사성(代謝性) 산증을 나타내고 있었으며 호흡은 점점 얕고 빨라져 갔다.

암이 재발된 환자에게 삽관을 하여 인공호흡기를 연결해야 할지 고민했다. 수석 전공의와 전화로 의논하여 인공호흡과 심폐소생술은 하지 않는 범위 내에서 할 수 있는 모든 일을 하기로 했다.

마침내 새벽 무렵 적극적 치료를 단념했다. E 씨에 생명의 등불은 당장에라도 꺼질 듯 했다. E 씨의 아들과 손자처럼 보이는 7살 정도의 남자아이가 볼에 흐르는 눈물을 닦으려 하지도 않은 채 침대 곁에서 그녀의 손을 꼭 붙잡고 있다. 때때로 들리는 아들의 "어머니, 어머니!"라는 조용하고 비통한 외침….

우리들의 모든 노력과 가족의 간절한 소망을 조롱이라도 하듯, 죽음이라는 거대한 요물이 E 씨와 우리들 사이를 강제로 가르고 갔다.

　　힘들게 거친 호흡을 한 번 했는가 하면, 잠시 무호흡이 계속되었다. 이런 과정이 거듭될수록 호흡은 점점 약해지고 멀어져 갔다. 그리고 결국 E 씨는 돌아오지 않는 사람이 되어버렸다. 진정한 의미에서 주치의로서 의사가 되어 처음 경험하는 환자의 죽음이었다.

　　환자기록카드에 경과 기록을 마친 후 한숨 돌리고 그 자리에 털썩 주저앉았다. 지금까지의 피로가 한꺼번에 몰려오는 것 같았다.

　　잠시 후 고개를 들었을 때 저쪽에서 밤새 함께 일한 중환자실의 수간호사가 창 밖을 가리켰다. 나는 창가로 다가갔다. 8층의 동쪽 창을 통해 본 광경은 그야말로 신비하고 아름다우며 장엄했다.

　　남캘리포니아 특유의 야자 가로수를 실루엣처럼 비춰 내면서 동쪽 하늘이 밝아오기 시작했다. 나는 피곤함을 잊고 시간을 잊은 채 조용히 그 광경에 빠져들었다. 드디어 커다란 태양이 동쪽 산 가운데서 천천히 모습을 드러내기 시작했다.

　　마치 아무 일도 없었던 듯 태양은 떠오른다. 밤새껏 한 나의 허무한 노력도, 억지로 죽음의 세계로 삼켜진 E 씨의 일도, 그리고 가족의 깊은 슬픔도….

아무 것도 모르는 듯 태양은 떠올랐다. 태양과 함께 새로운 하루가 시작된다. 인간의 고통도 슬픔도 무시하는 듯 세상은 돌아간다. 내일도 모레도 그리고 그 다음 날도 똑같이 태양은 떠오르고 저물어 간다. 성경에 있는 현자(賢者) 솔로몬의 말이 떠올랐다.

전도자가 가로되

헛되고 헛되며 헛되고 헛되니 모든 것이 헛되도다

사람이 해 아래서 수고하는 모든 수고가 자기에게 무엇이 유익한고

한 세대는 가고 한 세대는 오되 땅은 영원히 있도다

해는 떴다가 지며 그 떴던 곳으로 빨리 돌아가고

(전도서 1장 2~5절)

죽음은 모든 사람에게 다가온다. 죽음은 피할 수 없는 인생의 비극이다. 철학자 M. 하이데거는 '존재와 시간'이라는 책을 통해 인간을 '죽음에 이르는 존재'라고 표현했다. 그리고 그는 '죽음에 이르는 존재의 본질은 불안이다.'라고 언급하고 있다.

작가 이노우에 키요시(井上淸) 씨는, 죽음으로 이어지는 혼수상태로 들어가기 전, 딸을 똑바로 응시하며 이렇게 말했다고 한다.

"크고도 큰 불안이로구나, 얘야. 이렇게 큰 불안은 어느 누구도 쫓아낼 수 없어. 나도, 의사도, 도저히 쫓아낼 수 없어…(小倉千加子, 사(死)·생(生)의 노고(勞苦) 끝에, 아사히 신문사, 1992년 1월 11일)."

그 인상 깊은 E 씨의 죽음 이래 의사로서 나는 800명에 가까운 죽음을 곁에서 지켜보았다. 일생 중 최대의 신체적, 정신적 고통을 견디면서 죽음에 임하는 사람들. 그리고 그 죽음의 고통과 슬픔을 공유(共有)하는 가족, 친구들.

하지만 임종의 자리는 매번 왜 그리 차갑고 슬프고 짓눌리는 고통이 따르는 것일까? 죽음에 직면하는 인생의 비극, 죽음을 앞둔 인간의 무력함을 이 때만큼 깊이 느끼게 되는 때는 없다.

임종의 장면을 곁에서 지켜볼 때마다, 나는 온 몸의 에너지가 빠져 나가는 듯한 말할 수 없는 소모를 느낀다.

죽음이란, '지금' '여기'에 존재하는 인간 자신이 이 세상에서 소멸되는 것이다.

그리고 지구보다도 무거운 존재라고 하는 한 인간의 죽음은 그 자체가 실로 엄숙한 사건이다.

죽음을 붙들어주는 의료는 말 그대로 죽음까지의 삶을 유지해주는 의료이다. 그러나 아무리 미화한다 해도 죽어가는 과정의 현실은 힘들다. 또한 결코 안이한 것이 아니다. 죽어가는 것은 고독하고 슬프고 매우 장렬하며 쓰디쓴 경험으로 가득 차있다. 병의 진행과 함께 지금까지 할 수 있었던 일을 할 수 없게 되고 일상의 식사·배설 등 점차 많은 것을 다른 사람에게 의존하게 된다. 죽어가는 자에게 있어서 날로 약해져 가는 자신의 신체 현실을 받아들이는 것은 무척이나 어려우며 견디기 힘든 일이다.

'죽는 것은 중노동이다.'라고 말한 사람은 런던의 '세인트 크리스토퍼 호스피스'의 의사 T. S. 웨스트이다.

죽어가는 과정이기에 더더욱 도움이 필요하다. 인간이 괴로워하며 죽어가는 의료의 현장이기에 더 많은 사랑, 친절함, 따뜻한 배려가 있어야 한다.

현대는 인간이 인간답게 죽는 것이 쉽지 않은 시대이다. 노만 커 즌즈는 "죽음 그 자체는 비극이 아니다. 인간성을 빼앗긴 채 죽는 것이 비극이다."라고 말하고 있다.

죽음을 바라보는 것은 생명을 바라보는 것이기도 하다. 죽음에 직면한 인간은 약하기도 하지만 또한 강하다. 생명이 한정되어 있 기에 오히려 남겨진 하루하루를 소중히 그리고 진지하게 살아가 려고 한다. 생(生)과 사(死)를 바라보면서 사는 그들의 진지한 삶의 모습은 실로 숭고하고 극적인 것으로 가득 차있다.

의사로서, 그들에 삶의 종말과 관련을 맺으며 스스로 얼마만큼 살아갈 용기와 감동을 받은 것일까!

임종의료의 현장에서 의사로서 그들에게 줄 수 있는 것은 한정 되어 있음에도 불구하고, 나 자신이야말로 환자들로부터 값진 인 생의 진실을 배우고 많은 격려를 받아온 사실을 발견한다.

살아온
증거를 남기고

죽 음 을   준 비 하 며   살 아 간 다

　M 씨의 호흡은 점점 격하고 거칠어졌다. 나는 드디어 그녀와 약속한 때가 왔음을 알았다. 그녀는 나를 향해 지금이라도 멈출 것 같은 숨을 쉬어가며 "이제 됐습니다. 뒤를 잘 부탁드립니다."라고 말했다. 나는 말없이 고개를 끄덕였다.

　그 때 그녀는 방 안의 소파에 앉아있던 87세의 내과의사인 아버지를 향해 양팔을 벌려 말없이 아버지를 불렀다. 아버지가 천천히 침대 곁으로 다가갔다. 그녀는 양손을 올려 힘껏 아버지를 끌어안고 귓가에 뭔가 속삭였다.

　실제로 무슨 내용을 속삭였는지 나는 몰랐다. 그러나 나는 그것이 작별인사임을 알고 있었다. 아마도 "지금까지 여러 가지로 고마웠습니다. 안녕히 계세요."라고 말했음이 틀림없다.

그리고 그녀는 나를 향해 고개를 크게 끄덕였다. 간호사가 정맥주사를 통해 마취약을 천천히 투여한 후 마취약의 피하 지속주입을 시작했다. 그녀는 잠시 후 깊은 잠에 들어갔다. 조용한 숨소리와 평안한 듯한 얼굴이 그 곳에 있었다. 그로부터 이틀 후, 그녀는 깊이 잠든 채로 조용히 숨을 거두었다. 향년 53세였다.

내가 그녀를 처음 만난 것은 그보다 약 1년 전인 1993년 가을이었다. 그 때 그녀는 자신에 병의 상태를 정말 자세하게 설명했다.

약 2년 전에 유방암 수술을 받았고 그 당시 림프절(節)에 전이되어 있었다는 사실과 화학요법을 받은 것을 말해 주었다. 그리고 그 해 3월, 양쪽 폐에 전이되었기 때문에 아드리아신 화학요법을 받은 일과 종양 표지자인 CEA와 CA19-9의 수치를 정확하게 설명했다.

문진표의 '병원에 바라는 점' 란에는 '정신적으로 아주 안정된 상태에 있으므로 통증이 시작되어 불쾌감이 생기면 통증을 해결해 주시면 좋겠습니다.'라고 쓰여 있었다. 그리고 병이 진행되면 호스피스 병실에 들어가고 싶다고 희망했다. 그리고 '지금 가장 하고 싶은 일' 란에는 '그림을 그리고 싶다. 음악을 듣고 싶다. 무엇인가 글로 남기고 싶다.'라고 쓰여 있었다.

마지막으로 병원을 찾은 것은 1994년 7월 8일이었다. 조용한 호스피스 병동의 한 모퉁이에서 약 한 시간 반 정도 이야기를 들었다. 그 때 그녀는 앞으로 마쓰에(松江)로 갈 예정이며 돌아오면 호스피스 병동에 들어가고 싶다는 희망을 말했다. 유방암의 폐 전이는 더욱 진행되어 호흡곤란이 있었는데 마쓰에에서도 산소를 사용할 수 있도록 조치를 취해 주었다.

한 정 된 생 명 이 기 에 . . .

8월 말이 되어 상태가 악화되자 급히 입원이 필요하게 되었다. 애석하게도 우리 호스피스 병동에는 자리가 없었기 때문에 가까운 병원에서 대기하도록 했다. 겨우 자리가 생긴 8월 30일, 드디어 그녀는 호스피스에 입원하게 되었다.

입원 시 첫 인사말은 매우 인상적이었다. 호흡곤란 속에서도 띄엄띄엄 "이제 겨우 제 계획대로 되었습니다. 정말 감사합니다."라고 말한 후 이렇게 덧붙였다.

"정말 좋은 인생이었습니다. 하고 싶은 일은 다 했습니다. 더 이상 미련은 없습니다. 이제는 고통 없이 죽었으면 합니다. 잘 부탁드립니다."

그 때 나는 그녀가 바로 얼마 전인 8월 15일부터 17일까지 마쯔에시에서 '차이나 페인트' 개인전을 열고 돌아왔다는 사실을 알았다. 그녀는 일본에서 2,000명 정도라는 '차이나 페인트'의 선구자적인 존재였다. 미국 휴스톤에서 차이나 페인트를 처음 대한 이래, 지금까지 1,500여 점의 작품을 제작했다.

그녀는 마지막 개인전을 가장 사랑한 고향 마을 마쯔에에서 가진 것이었다. 평소에도 산소호흡이 필요하게 되어 그녀 자신은 호흡곤란으로 개인전 전시장에는 참석할 수 없었지만 다음과 같은 메시지를 보냈다.

"작품을 통해 소중한 고향 분들에게 마지막 인사를 할 수 있었으면 해서 갑작스럽게 결심했습니다. …… 사람은 무엇을 위해 이 세상에 태어났을까요? 그것을 조금이나마 생각해 보는 기회가 된다면 매우 행복하겠습니다. 앞으로 제게 남겨진 일은 그런 메시지를 전하는 것이라고 생각합니다. 그리고 죽음을 생각해보는 기회가 되었으면 좋겠습니다."

그 때 그녀는 어느 신문 기자와의 인터뷰에서 다음과 같이 말했다.

"3년 전에 암인 줄 알았으며, 1년 반 전에는 의사로부터 '6개월을 넘길지 못넘길지…'라는 말을 들었습니다. 암인 줄 알았을 때는 3개월간 안정을 잃고 어찌할 바를 몰랐습니다. 그러나 지금까지 '차이나 페인트'와의 만남이 있었고 그것에 몰두할 수 있었으며 남편은 나의 삶의 방식을 이해해 주고 있습니다. 서른 살이 되는 외아들도 결혼해 독립했습니다. 지금은 아무런 미련이 없다고 말할 수 있게 되었습니다. 지금은 살아 있다는 증거를 조금이라도 남기고 싶습니다."

산소호흡을 하면서도 '차이나 페인트' 제작에 몰두했으며, 그리

고 결국 자신의 뼈를 담을 항아리도 제작했다. 나아가 그녀는 자신의 삶을 테이프에 녹음해 자서전 출판에 돌입하고 있었다. 그 원고는 대학시절부터의 친구인 K 씨가 워드프로세서로 입력시켜 갔다. 그녀와 K 씨와의 공동작품인 이 책은, '암, 나는 행복하게 죽는다(主婦の友社).'라는 제목으로 그녀가 사망한 후 발행되었다.

그녀와는 이미 호스피스에서의 치료방침에 대해 서로 이야기를 나눈 상태였다. 그녀가 알고 싶었던 것은 '병이 앞으로 어떻게 진행되어 가는가'에 대한 것이었다. 폐에 전이되어 있기 때문에 앞으로 호흡곤란이 가장 큰 문제가 될 것이며, 통증과 다른 증상은 비교적 조절하기 쉽지만 호흡곤란이 일어날 때는 모르핀 이외에는 그리 효과 있는 치료법이 없다는 것을 설명했다. 그리고 정말 고통스럽게 되면 최후의 방법으로 임종기 진정(Terminal sedation)을 시켜 의식수준을 낮추는 방법이 있다는 것을 알려 주었다.

그 때 그녀는 안도의 기색을 보였다. 고통스러운 호흡에 대해 진정을 시켜주는 마지막 수단이 있다는 것은 그녀에게 희소식이었던 것이다. 그녀에게 있어서 마지막 순간까지 고통 당하지 않아도 된다는 것은, 그야말로 복음이었던 것이다.

입원하자마자 그녀는 다시 확인하듯, "견딜 수 있을 만큼 견뎌 보겠지만 견딜 수 없게 되었을 때는 의식수준을 낮춰 주십시오."라고 말했다. 그리고 그녀는 "만일 더 이상 견딜 수 없게 되면 말씀드릴 테니까 혹 가족이 반대하더라도 그 때는 고통스럽지 않은 방법으로 부탁드립니다. 이제 준비는 되어 있으며, 가족에게 이야기해야 할 것은 모두 이야기했으니까요."라고 덧붙였다.

나는 가능한 그녀의 바람대로 따를 것을 약속하고 곧바로 본인의 의향에 따라 가족과도 이야기를 나누어 그에 대한 양해를 얻어 놓은 상태였다.

"많은 사람들이 사는 데에는 열심히지만 죽는 준비는 하나도 하지 않아요."라고 그녀는 말했다.

"인간은 언젠가는 죽잖아요. 언제 죽을지는 하나님만이 알고 있는 일이지만 저의 경우는 의사 선생님께서 말씀해 주셨어요. 생명이 구체적으로 한정되어 있기 때문에 살아온 증거를 남기는 일에 몰두할 수 있었어요. 그래서 지금은 건강할 때 이상으로 즐거워요."라고 말하면서 그녀는 짧은 인생을 달려간 것이었다.

제 1 장

진실을 알았을 때, 삶의 방식이 변한다

암 통보, 알리는 것은 왜 필요한가?

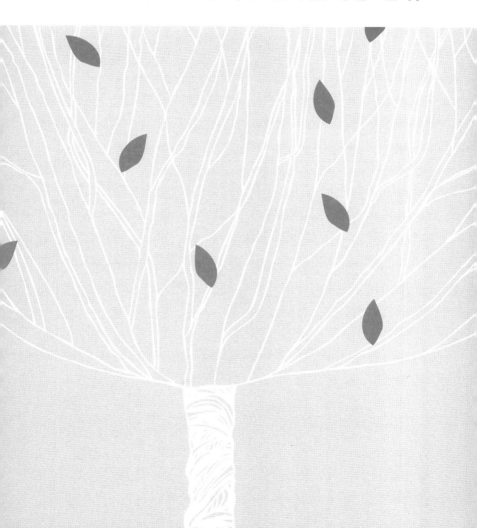

지금,
여기에 살아간다

1980년 말, 9년에 가까운 미국 생활을 마치고 귀국했다. 모든 의학 교육과 임상실습을 미국에서 받은 나는 의사로서 처음 체험하는 일본 의료에 적지 않은 당혹감을 느꼈다.

잘 시행되고 있는 의료보험제도, 3분 진료라고 일컫는 분주한 외래진료, 의사 의존적 의료 등 일본과 미국의 의료사정의 차이를 여러 방면에서 뼈저리게 느꼈다.

실제 진료에 있어 또 하나 당혹스러운 것은 암 통보 문제였다. 아직 솔직하게 진단명을 알리는 것이 거의 시행되지 않을 때였다. 암 통지가 당연시 되었던 미국과 달리, 다른 병명을 붙여 설명하는 일본 의료 습관에 적지 않은 위화감을 느꼈다.

나 자신은 일본에 와서도 일단 암 환자에게는 솔직히 알리는 방침으로 의료에 임해왔지만 많은 경우 가족이 그 장애가 되고 있었다. 일본의 습관도 고려할 필요가 있는지를 고민하다가 '로마에서는 로마의 법을 따르라'는 생각이 들기도 하여, 완강하게 반대하는 가족의 경우에는 그럭저럭 알리지 않는 식으로 대하기도 했다.

어느 날 50대 남성 환자가 가슴의 답답함을 호소하며 외래를 통해 진찰을 받으러 왔다. 검사 결과는 식도암으로 이미 손 쓸 수 없는 상태였다. 가족의 바람도 있고 해서 대학병원을 소개했는데 방사선 치료만 받고 다시 돌아왔다.

주치의로서 "진실을 이야기하고 싶다."고 가족들에게 말했지만 부인은 완강하게 반대했다. 하지만 그는 분명 암을 의심하고 있었다.

병의 진행과 함께 그의 초조함은 더해가 회진 때마다 진실을 말해 달라고 나를 다그쳤고, 얼마 안 가서 나에 대한 비판으로 변해 버렸다.

그는 어느 날 "나는 나빠지기만 하고 있지 않는가, 너는 돌팔이 의사지!"라고 불만을 터뜨렸다. 나는 그저 묵묵히 듣고 있을 뿐이었다. 그의 얼굴은 뭐라 말할 수 없는 불신으로 가득 차 있었다.

그와의 골은 깊어만 가고 그의 무거운 짐을 함께 나누지 못하는 괴로움으로 고민했다. 그의 병실로 향하는 발걸음은 점점 무거워질 뿐이었다.

그로부터 약 1개월 후 그는 숨을 거두었다. 죽음에 대한 아무런 준비도 시키지 못한 채 인생을 끝나게 했다는 사실이 마지막까지 후회로 남았다. 그에게 있어서 한 번 뿐인 인생인데, 돌이킬 수 없는 일을 해 버린 것이었다.

이에 대한 반성을 계기로 사실통보를 알리는데 반대하거나 주저하는 가족에게는 더욱 적극적으로 설득했다.

환자와 의사와의 신뢰관계를 쌓아가기 위해서는 절대 얼버무려 넘기지 말고 겸허하고 성실하게 정면으로 대응해야 한다.

암 통보는 이전에 비해 많이 시행되고 있지만, 아직도 일본에서는 보편적이라고 말하기 어렵다. 의료계에서도 진실 알리기에 대한 반대의견이 여전히 뿌리 깊게 남아 있는데, 진실 알리기를 반대하는 대부분의 의사는 실제로 그러한 경험이 없는 사람들이다.

또한 진실 알리기에 있어서 가족이 문제가 되는 경우가 많다. 나의 경험을 이야기하자면, 호스피스에 오는 환자 중 진실을 알지 못한 경우 가족들은 알리는 것을 100퍼센트 반대한다. '지금까지 숨겨왔는데 이제 와서…'라는 것이 솔직한 마음일 것이다. 호스피스의 간판을 가리키며, "저 간판 떼어 버려!" 하며 강경하게 주장하는 가족도 있었다.

대부분 가족들은 "마음이 약하니까" 혹은 "살아갈 희망을 잃어버리니까"라는 이유로 알리기를 거부한다. 그러나 환자가 받아들일 수 있는 자신의 상태에 대한 수용능력을 가족들이 과소평가하고 있는 것이 사실이다. 이 점에 있어 가족의 의견은 신뢰하기 어려운 경우가 많다.

호스피스의 시작은 '환자에게 진실 알리기' 부터라고 해도 과언이 아니다.

자 신 이   원 하 는   삶 을   살 아 가 기   위 하 여

어느 날, 30대의 남성이 호스피스를 찾아왔다. 어머니는 유방암으로 대학병원에 입원 중이라고 한다. 좋은 병원이 있다는 소문을 듣고 찾아왔다는 것이다. 소개장에는 그의 어머니가 유방암이며 폐에 전이되어 있고 말기 상태임이 기록되어 있었다. 의학적으로는 적극적 의료가 이미 한계에 와 있는 것이 분명했다. 그러나 그는 호스피스에 대한 아무런 예비지식도 갖고 있지 않았다.

호스피스에 대해 설명하자, 갑자기 그의 얼굴에 당황스러운 표정이 일기 시작했다. 그는 "잠깐만요, 치료는 하지 않습니까?"라며 물고 늘어졌다.

나는 말했다. "지금 상태로는 항암제 등에 의한 치료는 거의 기대할 수 없습니다. 오히려 부작용으로 고생할 뿐입니다. 지금 어머니에게 가장 필요한 것은 암 특유의 증상을 가능한 완화(진정)시키고 남은 시간을 충실하게 보내도록 해 주는 것입니다. 그렇게 하기 위한 치료가 호스피스인 것입니다."

내가 나아가 "암 통보를 양해해 주세요."라고 말하자, 그는 곧바로 "그건 곤란합니다." 하며 거부했다. 말은 하지 않았지만 상식 밖의 행동이라는 표정이 역력하게 드러나 있었다.

나는 계속해서 말했다. "정확한 상태를 솔직히 알리지 않은 경우, 병의 상태가 진행되면 환자는 반드시 자신의 병에 대해 의문과 불안을 갖게 됩니다. 거짓말로 붙들어둔 희망은 언젠가는 무너져 버리고 환자는 불신과 불안으로 고독해져 버립니다. 나는 환자의 불안과 고통을 함께 나누기 위해서라도 환자에게 정직하고 싶습니다. 적극적으로 통보하지 않는다 하더라도, 적어도 환자의 질문에 대해서는 성실하게 대응하며 거짓말하지 않는 것이 중요합니다. 상황에 따라서 알릴 수 있는 재량을 제게 주시면 좋겠습니다.

어떠한 삶을 살아갈 지는 최종적으로 환자 한 사람 한 사람이 스스로 선택해 가야 하며, 그렇게 하기 위해서는 환자가 자신의 상황을 바르게 알고 있는 일이 중요합니다. 그러한 삶을 살도록 잡아주는 것이 호스피스의 사명입니다……."

그는 "그래도 역시……"라며 말을 얼버무렸다. 나는 무려 두어 시간 동안 그와 이야기를 나누었다. 그리고 결국 그는 자신의 주장을 꺾고 "선생님께 맡기겠습니다. 잘 부탁드립니다."라며 나의 제안을 받아들였다.

호스피스에 입원 후 자신의 병의 진실에 대해 안 환자는 한정된 삶을 의식하면서 적극적으로 살아갔다.

그녀는 자원봉사자의 기초적인 가르침을 받아 그림을 그리기 시작했다. 파킨슨씨병도 앓고 있던 그녀는, 손이 떨려서 그림을 잘 그릴 수 없었지만 재활치료를 위해 조금씩 그린 것이 3개월 동안 무려 14장, 스케치북으로 3권이나 되었다. 이 그림들은 그녀가 살아있다는 증거이기도 했다.

그녀는 텔레비전 취재 인터뷰에서 "저는 암이지만 지금은 어떤 불안도 없습니다. 이곳의 간호사들은 친절하고 의사 선생님은 병의 상태를 숨김없이 자세히 설명해 주시기 때문입니다."라고 말했다. 그리고 신문기자와의 취재에서는 "암이라는 폭탄을 안고 있지만 스스로 걷고 그림을 그릴 수 있는 지금은 정말 행복합니다."라고 대답했다.

입원 후 그녀의 큰아들은 처음 나와 만나 대화했었던 때를 회상하며, "솔직하게 말씀드리자면 그 때는 암 통보에 대한 이야기를 갑자기 들어서 매우 당황했습니다. 분노마저 치밀어 올랐습니다. 진실 알리기에 대해서는 처음부터 전혀 고려하지 않았기 때문에……. 하지만 달리 받아주는 병원이 없어서 마지못해 응할 수밖에 없었습니다."라고 고백했다.

임종을 궁극적 완성의 때로서 받아들인다면 임종기 돌봄의 목적은 환자가 충만한 삶을 살도록 도와주는 것이다. 어디까지나 환자 자신이 인생의 주인공이며 가족과 의료인은 그것을 돕는 자이다.

다시 말해 주위에서 환자가 자신이 원하는 삶을 살아가도록 돕는 것이다. 환자가 주체적으로 살아가기 위해서는 '충분한 정보가 주어진 가운데 환자의 자기 결정권 행사'가 우선적으로 전제되어야 한다. 그렇게 하기 위해서 암 통보는 피할 수 없는 문제이며, 진실 알리기 없이는 환자의 진정한 '삶의 질' 향상을 바랄 수 없을 것이다.

암 통보는
왜 필요한가?

미국에서는 암 통보가 일반적으로 행해지고 있는데, 이것은 최근 20여 년간에 있었던 일이었다. 내가 미국에 유학한 1970년대는 의사의 암 통보에 대한 태도에 변화가 일어나던 때였다.

1979년 미국 의사회지(醫師會誌)는 의사의 암 통보에 대한 태도 변화에 관하여 조사결과를 게재했다(JAMA 1979).

이에 따르면, 1961년에는 일반적 방침으로서 의사들 중 88퍼센트가 암 통보를 하지 않았던 것에 비해 1977년에는 98퍼센트가 암 통보를 하게 된 것이다. 이 논문에서 밝힌 그 변화의 요인으로는 의료기술의 발전에 의한 암 치료의 진보, 사회 일반의 암에 관한 지식의 증대, 죽음의 과정에 대한 보다 깊은 이해, 환자의 권리운동과 그에 따르는 의료소송의 증가 등을 들고 있다.

일본의 일반적 논조는 미국에서 암 통보 증가의 주된 이유로 의료소송 문제를 드는 경우가 많은데, 그것은 단편적인 것에 지나지 않는다. 미국에서의 나의 임상경험을 통해 볼 때, 의료소송 문제 이상으로 중요한 요소는 환자의 권리운동(환자의 알 권리와 자기 결정권)과 죽음 의학의 발전 두 가지이다.

'환자의 권리운동'은 1960년대의 미국사회에 있어서 공민권 운동이나 소비자 운동 등의 일반적인 인권운동에서 파생되어 왔다고 말할 수 있다. 그것은 의료의 장에서 환자의 자율성을 존중하는 것, 즉 환자는 충분한 정보가 주어진 가운데 환자 자신이 담당의사의 치료법 결정에 참여한다는 것이다. 1972년, 미국병원협회는 '환자의 권리장전'을 채택하고 동의서인 '인지된 동의(Informed consent – 의사에 의한 충분한 설명과 환자 측이 납득한 상태에서의 합의 – 역자 주)'를 제창했다.

'죽음의 의학'이라는 면에서 보면, 1960년대 후반부터 1970년대 전반에 걸쳐 유럽과 미국의 대학에서 죽음학(Thanatology)이 발달하고 일반 초·중학교에서도 죽음에 대한 교육(Death Education)이 시작되었다.

그중에서도 주목할 만한 사건은 1969년 미국 정신과 의사 퀴블러 로스가 저술한 '죽음과 죽는 것에 대하여(Death and dying)'의 출판과 1967년 시실리 손더스 등에 의해 런던 교외에 '세인트 크리스토퍼 호스피스'가 개설된 것이었다. 이 죽음학의 선구자가 모두 여성이었다는 것은 매우 흥미 있는 일이다.

특히 퀴블러 로스의 책은 죽음학의 선구적 서적이며, 출판과 함께 전 세계적으로 커다란 반향을 불러 일으켰다.

이 책은 1960년대 후반, 시카고 대학 부속병원에서 약 200명의 말기 환자들과 대화를 시도한 2년 반 동안의 임상 경험을 기록한 것으로, 죽음의 과정과 죽어가는 환자심리의 이해에 많은 기여를 한 서적이다. 동시에 의료의 바람직한 모습과 인간의 삶에 관해서도 깊이 생각하게 하는 책이다.

미국 의대 재학 중이던 1973년, 이 책이 '의료 윤리학' 수업의 과제 도서로 지정되어, 매우 흥미 있게 읽은 기억이 있다. 죽음학 교육에 있어서 이 책만큼 많은 영향을 준 것이 없다고 해도 결코 과언이 아닐 것이다. 이 책을 읽어보면, 집필 당시의 미국의 의학계가 얼마나 죽음을 금기시하여 죽음과의 직면을 회피하고 있었는지를 알 수 있다.

그 때까지 미국에서는 의사에게 죽음에 대한 체계적인 교육을 행하지 않았다. 그녀의 표현에 의하면 "연명술은 배우고 있지만 삶의 의의를 설명하는 것을 배우지 않은 의사가 대부분이다."라고 했다. 처음 그녀들이 시도하려 했던 병원에 있는 말기 환자와의 인터뷰를 그 주치의들이 거절한 것이다.

"대결하는 데 그다지 불안을 느끼지 않는 의사는, 자신의 중대 질병에 대해 이야기하기를 꺼려하는 환자가 실제로 매우 적다는 사실을 알게 될 것이다.

진실 알리기를 반대하는 의사는 그 이유를 환자로부터 찾아낸다. 대결을 주저하지 않는 의사는, 그들의 환자 또한 대결을 주저하지 않는 이유를 발견한다. 즉 환자가 죽음을 인정하지 않을 것에 대한 우려는 의사 자신이 죽음에 직면했음을 인정하지 않는 것에서부터 출발한다."

나아가 그녀는 이렇게 말한다.

"가장 중요한 것은 자신들의 말기 질병과 죽음을 직면하는 태도와 능력 여하이다. 만일 의사의 내부에서 이것이 큰 문제가 되고 있고 죽음이 두려워 입 밖에 내지 않는다면, 의사는 환자와 함께 냉정하게 이 문제를 풀어 나갈 수 없을 것이다."

그리고 그녀는 말기 환자와의 대화를 통해, 진실을 전달받지 않은 경우 '많은 환자는 모르는 척하고 있다는 것', 그리고 '환자는 누군가 나서서 그것을 말해 주기를 기다리고 있다는 것'을 발견하였다.

그녀는 암 통보에 대하여, "개인적으로 이 문제는 '알려야 하는가?'가 아니라, '어떻게 이것을 환자와 함께 나누어야 하나?'라고 생각한다."라고 결론짓고 있다.

죽음 의학과 죽음 준비교육의 발전에 의해 우리는 죽음의 과정을 보다 잘 이해하게 되었고, 죽어가는 환자와 보다 나은 의사소통이 가능하게 되었다.

암 통보에 관하여 군이 말한다면, 암 환자는 우리가 지금까지 생각했던 것보다도 훨씬 더 잘 견딜 수 있다는 것과 알려준 편이 좋은 결과를 낳는다는 것이 분명하다는 것이다.

오늘날 환자에게 '**무엇을 알릴 것인가**'보다 환자로 하여금 '**무엇을 이야기하게 하는가?**', 곧 '환자의 말에 어떻게 귀를 기울이는가?' 혹은 '죽어가는 환자의 관심과 필요를 어떻게 알 수 있는가'에 관심을 갖기 시작한 것이다.

진실을 알았을 때,
삶의 방식이 변한다

생 명 의 불 빛 을 실 감 하 다

최근 '죽음학'의 발전은 인간이 우리의 생각 이상으로 혹독한 진실에 견딜 수 있는 힘을 가지고 있다는 사실을 입증해 왔다. 암 진단 통보는 누구에게나 충격적인 사건이다. 자신이 죽음에 가깝다는 사실을 알았을 때, 일정 기간 동안 실의에 빠지며 이것은 피할 수 없다.

그러나 사람은 약하면서 또한 강하다. 시간의 흐름과 주위의 도움으로 반드시 다시 일어선다. 나는 이러한 인간의 강인함을 접할 때마다 감동을 받는다. 진실을 알았을 때 많은 사람의 삶이 변한다. 그들은 희망을 잃는 것이 아니다. 오히려 생명이 한정되어 있기에 주어진 오늘 하루를 소중하고 진지하게 살아가려 한다.

종교학자이며 동경대학 교수였던 키시모토 히데오 씨는 자신의 암 체험에서, "나의 마음은 삶에 대한 집착으로 가슴이 터질 것만

같았다."라고 말하며, 그것을 '생명의 기아상태'라고 표현하고 있다. 그는 암 통보를 받았을 때의 심경을 다음과 같이 말하고 있다.

"나는 이 2주일 동안 인간의 생명에 대한 집착이 얼마나 강한지를 알았다. 생명이 직접적인 위기에 노출되면, 인간의 마음이 얼마나 소용돌이치고 미친 듯이 날뛰는 지 그리고 얼마나 인간의 전신이 손끝 발끝 세포에 이르기까지 필사적으로 죽음에 저항하는지⋯⋯. 나는 그것을 몸으로 느꼈다(죽음을 바라보는 마음, 講談社)."

자신의 생명이 위험에 빠졌을 때, 한층 더 생명의 소중함이 실감나게 다가온다. 그것은 암 환자가 느끼는 "생명의 불빛"이다. 의사 이무라 카즈키요는 자신의 암 전이 사실을 알았을 때의 상황을 다음과 같이 쓰고 있다.

"각오는 했지만 현상된 사진을 보는 순간 등이 얼어붙었습니다. 전이입니다. 나의 우측 다리에 발생했던 육종의 폐전이. 전이되지 않게 하려고 우측 다리를 절단했는데, 그 효과도 없이 육종은 폐로 침입해 들어온 것입니다. 그것도 그 전이된 곳이 하나가 아니라, 사방에 걸쳐 화폐상 음영이 산재해 있었습니다. 나는 단념했습니다. ⋯⋯ 그날 저녁시간, 아파트 주차장에 차를 세우면서 나는 이상한 광경을 보고 있었습니다. 세상이 빛나 보였습니다. 슈퍼마켓에 오는 쇼핑객, 뛰어 돌아다니는 아이들, 개, 고개를 숙이기 시작한 벼, 잡초, 전신주, 작은 돌멩이까지 아름답게 빛나 보이는 것입니다. 아파트로 돌아가 본 아내도 손을 모아 감사를 표시하고 싶을 정도로 소중하게 보였습니다(비조(飛鳥)에게, 그리고 아직 보지 못한 아이에게, 祥(傳社)."

암 통보 논쟁에 있어서 중요한 것은 암 통보를 하는가 하지 않는가의 문제보다 '어떻게 마음과 마음이 서로 통하는 영적 간호를 하는가'에 대한 것이 중요하다. 암을 숨기고 있는 경우 의료인 측의 노고와 배려는 아주 어려운 상황에 놓인다. 우선 할 말을 미리 맞춰놓아야 하고 환자가 설명을 요청할 때마다 그 상황을 얼버무려 넘겨야 한다. 이렇게 되면 부자연스러운 대응이 될 수밖에 없다.

온 종일 환자 곁에 있는 간호사는 더욱 환자의 질문이 고통스러워진다. 어떠한 일이 있어도 진실을 말해서는 안 된다. 질문을 받을 때마다 어떻게든 얼버무려야 한다. 간호사는 환자의 질문을 두려워한 나머지, 주사·수액 주입 등 필요한 처치를 마치면 곧바로 간호사실로 도망치듯 돌아간다. 그리고 점차 물리적, 심리적으로 환자로부터 멀어지게 된다.

거 짓 말 도 하 나 의 방 편 이 라 는 사 고 는 허 용 되 지 않 는 다

60대의 한 남성이 다른 병원에서 옮겨져 왔다. 위암 말기였다. 이전 병원에서는 본인에게 진실을 말해 주지 않았다. 그에게 병의 상태를 자세히 설명해 가자, 그는 나의 눈을 가만히 응시하며 듣고 있었다. 그리고는 약간 주저하면서 "제 병이 암입니까?" 하고 반문했다. 내가 고개를 끄덕이자, 그는 "역시 그렇군요. 대충 알고는 있었지만……" 하며 어깨를 축 늘어뜨렸다.

입원 후 얼마 안 있어 그는 이런 이야기를 해 주었다.

"이전 병원에서 제 병실에 오는 간호사 한 사람 한 사람에게 같은 질문을 하며 모두 같은 대답을 하는지 시험해 보았습니다."

의료진의 진솔한 대응이 무엇보다 필요한 임종기 돌봄의료 현장에서 서로 속이는 게임을 하고 있는 듯한 관계로는 환자의 마음을 움직이는 의료가 불가능하다. 그곳은 환자의 생명 그 자체가 관련되어 있기 때문에 오히려 의료인의 진지하고 성실한 대응이 필요한 것이다. 암을 숨기기 위해 애쓸 것이 아니라 더욱 환자의 돌봄 자체에 힘을 쏟아야 할 것이다.

미국에서 '암 통보'는 '진실 통보'라고 표현한다. 히노하라 시게아키씨는 "윤리의 기본은 사람에게 거짓을 말하지 않는다는 것입니다. 거짓말도 하나의 방편이라는 생각은, 생명을 다루는 일에 있어서 허용되지 않습니다."라고 언급하고 있다(삶의 질, 岩波書店).

암 통보를 하지 않는 것이 일반 사회의 상식이 되어있기 때문에, 실제로 암이 아닌 환자에게 암이 아님을 설득하는 일에 고생을 하는 때가 있다. 환자의 엑스레이 필름과 검사결과를 보여주면서 "문제 없습니다."라고 아무리 설명해도, "선생님, 숨기지 말고 말씀해 주십시오." 하며 의심의 눈으로 반문해 오는 것이다.

남편을 암으로 잃은 어느 여성은 "몇몇 분들 외에는 병명을 숨기고 있었는데 나중에는 누구에게 사실을 이야기했는지 모르게 되어 '거짓말'은 정말 싫다는 생각이 들었습니다. 거짓말에 지쳤습니다."라고 고백했다.

암으로 죽은 저널리스트 치바 히로코 씨는 "내게 거짓말을 하지 않는다는 확신이 얼마나 마음을 평안하게 해 주는지. 내게 거짓말을 하고 있다면, 인생에서 가장 심리적인 도움이 필요할 때 가족이나 친구들과 마음의 교류를 할 수 없어서 환자는 가장 잔혹한 상황에 빠지게 된다."라고 말하고 있다(잘 죽는 것은 잘 사는 것이다, 文藝春秋).

'죽음 의학'의 발전은 우리 의료인이 생각하는 것보다 환자가 암 통보에 훨씬 잘 견딜 수 있다는 것을 보여주었다. 의료인이 환자의 수용능력을 과소평가하고 있는 것은 아닐까? 적절한 도움만 주면 환자가 한 때 낙담에 빠진다 하더라도 반드시 다시 일어선다.

의사가 환자에게 진실을 알리지 않는 것은 환자를 대등하게 보고 있지 않다는 증거이다. 의사와 환자의 관계는 퍼터널리즘(paternalism)이라고 말하며 마치 부모와 자식의 관계처럼 상하관계로 되어 있다. 환자는 판단력 혹은 수용능력이 없으므로, 의료인이 보호자로서 환자를 대신해 치료법을 결정해 간다는 사고방식은 의료인 측의 교만이라고 할 수 있지 않을까……

대장암에 걸린 어느 50대 여성은 자신의 질병 상태에 대한 자세한 설명을 들은 후 이렇게 말했다.

"선생님, 저도 암이라고 대충 알고 있었습니다. 이전 병원에서 암이 아니냐고 물었더니 의사 선생님이 순간 시선을 다른 곳으로 돌리면서 아니라고 말하더군요. 그 눈의 움직임으로 저는 암이라는 걸 알았습니다. 정말 감사합니다. 잘 알겠습니다."

환자의 관찰력은 예리하다. 거짓말을 정확하게 간파하고 있다. 그저 주위 사람들에게 모르는 척하고 있을 뿐이다.

의사와 환자의 관계는 퍼터널리즘 의료로부터 성인과 성인의 관계인 성숙한 관계로 발전해 가야 할 것이다. 여기에 진정한 의미의 '의사와 환자의 파트너십' 확립이 필요하다.

성숙한 인간관계에서는 '비밀'이 필요 없으며 오히려 배제되어야 한다. 부모와 자식간이든 부부간이든, 혹은 친구관계든, 인간관계에 있어서 거짓말은 도움이 되지 않으며 반드시 탄로난다. 의료에 있어서도, 진정한 신뢰관계를 형성하기 위해서 결코 거짓말을 해서는 안 된다.

나의 친구가 다음과 같은 환자의 예를 이야기해 주었다.

30대 남성 환자로, 위암 말기였다고 한다. 의사도 간호사도 가족도, 주위 사람들은 모두 마지막까지 그에게 암을 숨겼다. 그런데 그 환자가 죽었을 때 그 베개 밑에서 암에 관한 책이 나왔다고 한다. 친구는 그 이야기를 듣고 쇼크 상태에 가까운 충격을 받았다고 했다.

왜 그는 혼자서 누구에게도 말하지 않고 몰래 암에 관한 책을 읽고 있었을까? 아마도 자신이 앞으로 어떻게 되어 가는지 불안해서 참을 수 없었을 것이다. 아무리 물어도 의사도 가족도 암을 부정하여 자신이 질문도 할 수 없게 되자 남몰래 암에 관한 책을 읽고 있었을 것이다. 모른 척하면서…….

가장 적절한 설명과 조언을 해줄 수 있는 의사가 매일 회진하고 있었음에도 불구하고, 가장 좋은 이해자가 되어야 할 간호사 역시 24시간 그의 주위에 있었음에도 불구하고, 그들은 환자의 필요에 응할 수 없었던 것이다.

환자에게 가장 중요한 것은 암 통보의 옳고 그름이 아니다. 그들에게 중요한 것은 '자신이 결코 고독하지 않다는 것'을 아는 것, 그리고 '자신을 사랑하고 공감해 주는 사람이 있다는 것'을 실감하는 것이다.

의료인 측에서 말하자면 환자를 결코 고독하게 하지 않는 것, 혹은 고독을 느끼지 않게 하는 것이다. 병명을 아는 것이 비극이 아니라 불신과 고독에 빠지는 것이 진짜 비극이다.

어떻게 '나'다운 인생을
완성해갈 수 있을까?

자기의 의사(意思)로 자신의 삶을 선택한다

일본에서는 많은 경우 본인에게 병명을 알려주지 않기 때문에 암 치료법의 중대한 결정을 환자 본인이 제외된 채 가족과 의료인이 결정한다. 가족·친구·직장 사람들은 모두 알고 있는데 환자만 자신의 병에 대해 모르고 있는 것이 일본 암 환자의 현주소이다. 또한 왜 그런지, 병원의 병실에서도 본인 이외의 사람들은 모두가 그 사실을 알고 있는 경우가 많다.

자기 인생의 중대한 결정을 자신의 의사(意思)를 기초로 결정해가는 것은 인간의 기본적인 권리이다. 암이라는 자신의 생명에 관련된 중대한 정보가 배제된 상태에서, 어떻게 자신의 인생에 대한 자기 결정권을 행사할 수 있는 것일까……

의사인 에릭 캣셀은 "의료는 환자와 의사의 공동작업이며, 환자는 목표를 제시하고 의사는 수단을 제공한다."라고 말한다. 의사와 환자는 같은 위치에 선 파트너이며, 어디까지나 의사는 환자가 희망하는 의료를 제공해야 한다.

T 씨는 후두암이었다. 다른 병원에서 기관절개 수술을 받았다. 종양이 점점 커져서 입원했을 때는 스스로 물을 넘길 수 조차 없어 코로 호스를 넣어 위에 직접 영양공급을 하고 있었다.

그는 기관절개로 목소리를 낼 수 없는데다가 귀마저 어두워 항상 종이와 연필로 의사소통을 했다. 그는 실로 인내심이 강했고 거의 불평을 하지 않았으며 항상 양손을 모아 감사의 마음을 표현했다.

그런 그가, 극단적으로 싫어한 것은 주사였다. 폐렴을 함께 앓았을 때도 그는 링거 주사를 분명히 거부했다. 그의 의향에 따라 비강(鼻腔) 튜브를 통해 항생물질을 투여하여 치료했다.

병은 서서히 진행되어 드디어 식도와 기관 사이에 구멍(식도기관누(食道氣管瘻))이 생겨, 위로 들어간 영양물이 식도에서 기관 내로 역류하게 되었다. 아주 소량을 넣어보아도 곧 역류하여 기관에 들어가 괴로운 듯이 기침을 했다. 충분한 수분공급마저 불가능하게 되자, 다시 한 번 링거 주사에 대해 그와 필담(筆談)으로 이야기를 나누었지만, 역시 그의 대답은 '노'였다.

수분을 과다하게 섭취시키는 현대 의료에 대한 반성으로, 임종은 링거 주사를 놓지 않고 탈수상태 그대로가 좋다는 의견도 있지만, 내 경험으로는 의식이 있는 동안은 환자가 고통스럽지 않은 상태에서 최소한의 수분공급을 하는 편이 환자를 편하게 한다. 과도한 탈수는 정신 착란과 구갈 등의 불쾌한 증상을 일으키기 쉽기 때문이다. 그러나 어떤 경우에도 환자의 의견이 최우선되어야 한다.

그가 거부한다면 그 의사를 존중하고 싶다. 그러나 절대로 설명 부족이나 오해가 존재해서는 안 된다. 그에게 있어서는 생명에 관련된 문제이기 때문에……. 동시에 결코 의료인의 생각을 강권해서는 안 된다. 이러한 것의 균형이 참으로 어렵다. 종이와 연필로 설명하려니까 압력을 주는 분위기가 되기 쉬운 것이다. 그의 선택은 어디까지나 정확하고 충분한 정보가 주어진 가운데 내린 결정이어야 한다.

링거 주사를 맞지 않으면 탈수를 동반한 불쾌한 증상이 일어난다고 종이에 써서 설명했음에도, 그는 머리를 옆으로 흔들면서 양손의 검지로 X를 만들며 링거 주사를 거부한다는 의사를 분명히 표명했다.

"만일 링거 주사를 맞고 싶어졌을 때에는 말해 주십시오. 언제라도 해 드릴 테니까."라고 나는 썼다. 그는 안심한 듯 항상 그렇게 하듯이 양손을 모아 감사의 표시를 했다. 링거 주사를 맞지 않는 것은 분명한 그의 의사였다. 나는 그의 손을 다시 잡았다. 링거 주사를 맞아가면서까지 자신의 생명을 연장시키고 싶지 않았던 것일까……. 그는 자기 의사를 기초로 자신의 삶의 방식을 택한 것이다. 자신의 의사를 기초로 자기 인생 본연의 모습을 선택해 가는 것은 인간에게 주어진 고유의 권리이다.

충분한 정보가 주어진 상태에서 환자 자신이 치료법의 선택에 참가 할 수 있다는 혹은 가족과 상담하면서 앞으로의 삶을 택할 수 있다는 것이 결정적으로 중요하다.

다음으로 필요한 것은 환자가 스스로 결정을 할 수 있는 환경이다. 환자는 설득 당하는 것이 아니라 스스로 납득할 필요가 있다. 시키는 대로 하지 않으면 버림받는 것이 아닌가 하는 걱정 없이 환자가 자신의 희망하는 바를 말할 수 있는 분위기가 필요하다.

　　암 통보는 결코 한 번에 그치는 '선고'가 아니다. 그것은 환자와 주위 사람들과의 인간관계 속에서 계속되는 의사소통의 일부에 지나지 않는다. 강조해야 할 것은 통보의 옳고 그름 그 자체보다도 어떻게 하면 서로의 마음이 통하는 보다 나은 간호를 할 수 있는가, 그리고 어떻게 하면 환자에게 자신 본연의 인생을 완성해 갈 수 있도록 도와줄 수 있는가 하는 문제이다.

　　나는 암에 대해 묻는 질문에 정직하게 대답하고 있다. 실제로 암을 통보하는 경우에 있어서 강조하는 바는, "암과 싸우는 것이 결코 환자 혼자가 아니라 환자와 가족·의료인이 모두 하나가 되어 싸우는 것"이라는 사실이다.

　　그 중에는 진실을 듣기를 바라지 않는 환자가 존재하는 것도 사실이다. '통보 받지 않을 권리'가 있어도 좋다. 사전에 나에게 "암이라면 말하지 말아 주십시오."라고 말하는 환자도 실제로 존재한다. 그 경우 본인이 바라는 것 이상의 정보를 줄 필요는 없으며, 그 의향을 존중해야 할 것이다.

　　어느 암 환자는 '암'이라는 말을 극도로 싫어한다. 어떤 암 환자는 나에게 "선생님, 암 환자에게 있어서 암이라는 단어가 얼마나 마음을 찌르는 말인지 알고 계십니까?"라고 가르쳐 주기도 했다.

그러면 환자가 정말로 알고 싶어 하는지를 어떻게 판단하는가? 호스피스에 입원하는 환자의 암 통보에 관해 나는 단계적 통보를 하고 있다. 환자의 반응을 보면서 대화를 진행시켜 나가는 것이다. 병의 설명에 있어 처음에는 암을 '종기' 혹은 '종양(양성종양도 있는데 악성 종양이 암이다)'이라는 말로 바꾸어 설명하면서 환자의 반응을 보며 대화를 진행시키고 있다.

환자가 암을 의심하고 있는 경우는, 곧 "암입니까?"라는 질문이 날아온다. 환자가 듣고 싶지 않은 경우는 고개를 떨구거나 아무 말도 하지 않으므로 의사와의 대화에 응하지 않고 도망가 버린다. 또한 마음의 준비가 되어 있지 않으면 질문을 하지 않으며, 그 말을 견딜 수 없다면, "암입니까?"라고 묻지 않는다. 그러한 반응에 민감하게 대응하면서, 그 사람에 맞추어 대화를 진행해 가는 것이다. 가령 환자가 거의 질문하지 않았다 하더라도 언제라도 환자가 자유롭게 질문할 수 있도록 계속해서 문을 열어둘 필요가 있다.

중요한 것은 환자의 물음에는 성실하게 대응하고 결코 거짓말을 하지 않는 것이다. '진실을 전부 이야기하지 않는 것'과 '거짓말을 하는 것'은 근본적으로 다르다. 진실을 관철하는 것은 일반적 인간관계와 마찬가지로 환자와 의사와의 신뢰관계에 진정한 의사소통을 구축하는 데 특히 중요하다.

뉴욕에서 암으로 숨진 저널리스트 치바 히로코 씨는 다음과 같이 말하고 있다.

"아무튼 지금 같은 상황이 계속되는 한, 일본에서 죽고 싶지 않습니다. 한 사람의 의사나 간호사의 문제가 아니라 일본병원 전체가 환자를 대등한 인간으로 취급하고 있지 않다고 생각하기 때문입니다.……

미국에서 치료를 받으면서 죽음이 그렇게 두렵지 않다고 느끼고 있는 이유는, 의사들이 내게 거짓말을 하거나 숨기지 않는다고 확신하기 때문입니다. 나에게 무슨 일이 일어나더라도 모든 것을 설명하고 있다는 확신만큼 마음을 안정시키는 것이 있을까요? 반대로 의사와의 신뢰관계 없이 죽음을 맞이한다면, 이처럼 고통스러운 것은 없지 않을까 하고 생각합니다.……

문화의 수준을 재는 척도는 여러 가지가 있겠지만, 국민이 풍요로운 마음을 품고 죽을 수 있는 사회라면 그 문화는 매우 높은 수준에 있다고 말할 수 있지 않을까요?" (잘 죽는 것은 잘 사는 것이다, 文藝春秋)

암 통보에 있어서 통보 후의 돌봄이 중요과제이다. 이 경우 환자에게 가장 필요한 것은 '자신이 결코 고독하지 않다는 것', 그리고

'자신을 사랑하고 공감해 주는 사람이 있다는 것'을 실감하는 것이다. 그 돌봄의 과정은 가족과 의료 종사자들의 공동작업이다.

우리는 통보의 옳고 그름보다 어떻게 알리고 알린 후에 어떻게 돌볼 것인지 논하는 시기에 와 있는 것이 아닐까…….

마지막까지
최선을 다해 산다

S 씨는 폐암 말기로 뼈까지 암이 전이 되어 있었다. 그녀에게는 골다공증이라는 병명이 붙여져 있었다. 호스피스에 들어가고 싶다며 그녀의 가족이 상담하러 왔다. 그러나 가족은 아직 알리지 않았으며 진실 알리기에 반대한다고 한다.

진실 알리기에 소극적인 가족에게, 절대로 통보 없이 진정한 의미의 임종기 의료를 할 수 없으며 책임도 질 수 없다고 말했다. 한 시간 이상에 걸쳐 이야기한 결과 가족은 마지못해 통보를 승낙했다.

정작 가족들은 환자가 입원하자 또다시 소극적인 태도를 보였다. 그녀는 마음이 약하기 때문에 알려주면 더 이상 살아갈 희망을 잃어버린다는 것이었다. 몇 번이나 서로 이야기한 결과, 겨우 소극적인 동의를 얻을 수 있었다.

딸을 동석시킨 가운데 그녀에게 병의 상태에 대해 자세히 설명했다. 그녀는 "역시 그렇군요. 어쩐지 이상하다고 생각했습니다."라는 말을 툭 던진 후, 딸을 향해 "정말 힘들었겠구나. 지금까지 숨겨오느라…….."라고 말했다. 딸의 눈에서는 눈물이 주르륵 흘러내렸다.

진실을 알게 된 그녀가 우선 희망한 것은, 집에 돌아가 자신의 주변정리를 하는 것이었다. 외박에서 돌아온 그녀는 말쑥한 모습으로 "더 이상 아무런 미련이 없습니다. 언제라도 안심하고 죽어갈 수 있습니다. 그 때까지 잘 부탁드립니다."라고 말하며 고개를 숙였다.

어떤 사람은 "일생의 가치는 그 사람이 한창 열심히 일할 때나, 인기 절정의 때에 결정되는 것이 아니다. 그것은 그 사람의 임종 머리맡에서 매겨지는 것이다."라고 말했다.

이것은 죽음이야말로 그 사람의 인생에서 궁극적인 완성의 때라는 의미에 있어서 참으로 진실이다. 지위·명예·재산 등에 관계없이, 각각의 죽음이 두 번 다시없는 고유한 인생의 완성이 되도록 도와주는 것이 의료인에게 부여된 사명의 하나이다.

실제로 많은 경우, 주위에서 계속 숨기고 있어도 병의 상태가 악화되어감에 따라 본인도 어렴풋이 느끼게 되어 있다. 아무리 물어

보아도 가르쳐 주지 않기 때문에 점점 묻는 일조차 줄어들어, 환자라는 껍질 속으로 들어가 버린다.

더욱이 통보를 하지 않는 경우, 진정한 의미의 이별이 불가능하다. 환자 자신은 가족이나 친구에게 남기고 싶은 말을 할 수 없으며, 주위의 사람들도 환자로부터 미리 들어 놓고 싶은 말을 들을 기회가 없는 가운데 마지막 때를 맞이해 버리는 것이다.

나는 암 통보를 할 때 항상 한 가지 사항을 덧붙인다.

암과 싸우는 것은 결코 환자 혼자가 아니라는 것, 환자와 그 가족 그리고 의료인이 하나가 되어 암과 싸운다는 것을 강조한다. 자신이 놓여져 있는 사실 그대로의 상황을 알게 되고, 거기에 입각한 보다 충실한 인생, 혹은 다른 새로운 삶을 선택하도록 하는 것이다.

아직 현역으로 회사를 경영하고 있는 80세의 노신사 K 씨가, 소개장을 가지고 진찰실을 찾아왔다. 소개장에는 3년 전에 대장암 수술을 받았는데, 그 후 재발하여 간과 폐로 전이되어 있다고 쓰여 있었다. 이전 병원에서는 의사도 가족도 그에게는 암 통보를 하지 않았다.

어느 정도의 진찰이 끝난 후 나는 그에게 물었다.

"자신의 병에 대해 어떻게 알고 계십니까?"

"대장암 수술을 했습니다. 그러나 지금은 간과 폐에도 전이된 것 같습니다."라고 그는 말했다. 아무도 알리지 않았는데도 그는 소개장에 써 있는 그대로를 말했다.

"왜 그렇게 생각하십니까?"라고 묻자,

"간과 폐 쪽의 검사만 하고 있었으니까요."라고 그는 대답했다.

진찰을 마친 후 그가 나갔을 때 딸이 살짝 뒤로 들어와 나에게 말했다.

"아버지께서 뭐라고 말씀하셨습니까?"

"아버지는 모든 것을 알고 계셨습니다."라고 대답했다.

나는 미리 가족에게 상황에 따라 진실을 알린다는 나의 의향을 제시하고, 그들의 양해를 받아놓고 있었다.

가 족 과 가 장 좋 았 던 때

그 때부터 가족 사이의 터부가 일체 없어지고, 암과 죽음을 포함해 무엇이든지 털어놓고 이야기할 수 있게 된 것이다. 기회가 있을 때마다, K 씨는 자신의 인생철학과 지금까지의 인생의 발걸음을 손자들에게 이야기하고 가족은 그에게서 여러 가지를 들었다. 그리고 후에 안 사실인데, 그는 병원에서 훌륭한 유서를 남겼다.

그가 사망한 후 얼마 지나지 않아 가족이 찾아와 다음과 같이 이야기해 주었다.

"훌륭한 유서가 있었습니다. 유서에는 장례식에 관해, 회사에 대해, 재산의 처리에 관해 모든 것들이 자세하게 쓰여 있었습니다. 그 지시대로 하여 만사가 잘 되었습니다."

6월 어느 날, 50세가 되는 T 씨는 왼쪽 목언저리에 몽우리가 만져진다하여 병원을 찾았다. 그녀는 처음부터 암이라고 생각한 듯, 분명히 말해 달라고 했다.

정밀검사 결과 역시 암이었다. 위암에서 전이된 암으로 판명되었기 때문에 더 이상 수술은 불가능했다.

결과가 나왔고 외래 진찰실에 있는 그녀에게 알렸다. 수술은 불가능하며 항암제를 시도해도 좋지만, 일반적으로 좋은 결과를 기대하기 어렵다는 것을 말하고 항암제를 사용하는 경우와 사용하지 않는 경우의 차이 등을 데이터를 제시하며 설명했다.

그녀는 가만히 듣고 있다가 우선 주변정리를 하고 싶다고 말했다. 그리고 효과가 없다면 항암제는 사용하고 싶지 않으며, 특히 머리카락이 빠지는 약은 사용하고 싶지 않고 가능한 한 통원으로 버텨보고 싶다는 바람을 말했다. 그리고 앞으로 얼마 정도 살 수 있을지, 그리고 장례식에 대하여 자신은 크리스찬은 아니지만 병원의 교회에서 할 수 있는지를 물었다.

그녀의 가장 큰 걱정은 이제 막 스무 살이 된 외동딸에 대해서였다.

"제가 없어지면 딸은 천애고아가 되어버립니다. 살아있는 동안은 가능한 한 딸 옆에서 할 수 있는 모든 일을 해 주고 싶습니다. 가능하면 시집갈 준비도 해 주고 싶습니다."라고 흐르는 눈물을 손수건으로 닦으면서 말하는 것이었다.

인생의 일대위기에 직면해 있으면서도, 자신보다도 오로지 딸만을 염려하는 어머니의 강한 모습에 나는 압도되었다.

현재 그녀의 상태로 본다면, 입원치료를 권하는 것이 보통이지만 입원해서 그저 침대에서 보내는 매일과 생명이 짧아진다 하더라도 자신의 의지에 기초하여 사는 시간 중, 어느 쪽에 가치가 있다고 말할 수 있을까⋯⋯. 중요한 것은 삶의 길이보다 삶의 질이다. 나는 그녀의 제안을 받아들이기로 했다.

그후, 그녀가 희망한 교회에서의 장례식 건도 있어, 나는 곧 원목을 소개했다. 드디어 그녀는 목사님과 함께 성경공부를 시작하고 외래를 찾을 때마다 원목실을 들렀다. 얼마 후 그녀의 간곡한 요청에 의해 병원 구내의 교회에서 침례(세례)를 받았다. 그 때 그녀는 "이런 병을 가지고 있는 것이 거짓말 같으며, 지금은 이상하게도 마음이 평안하고 아무런 불안도 없습니다."라고 차분하고 조용히 말하는 것이었다.

준 비 할 수 있 는 죽 음

8월에 들어서자 몸은 눈에 띄게 쇠약해져 갔다. 어느 날 그녀는 외래로 와서 "이제 지금은 쇼핑을 가도, 도중에 쉬엄쉬엄 걸을 수밖에 없습니다."라고 말했다. 그토록 참을성 있는 그녀가 이렇게 호소하다니, 상당히 견디기 어려웠나 보다.

"언제든 원하시면 입원하셔도 좋습니다."라고 말하는 나에게, 그녀는 "딸과의 마지막 추억으로 5일 정도 이세(伊勢)에 여행을 다녀오고 싶은데 괜찮을까요?"라고 물었다.

나는 "괜찮습니다. 그렇게 하시지요. 따님과 즐거운 여행을 하고 오십시오."라고 대답했다. 의사의 입장에서 볼 때 결코 괜찮다고 말할 수 있는 상태는 아니었지만, 그녀와 딸의 인생에 매우 중요한 의미가 있는 마지막 여행이 될 것이었다.

2주 후 외래에 온 그녀의 얼굴은 빛났다. 그리고 추억 가득한 여행의 사진을 내게 보여주면서 기쁜 듯이 보고를 해 주는 것이었다. 딸과 나란히 찍은 사진 속에서 그녀의 미소는 도저히 죽음을 앞둔 사람처럼 보이지 않는 강함과 아름다움이 있었다.

그로부터 1주일 후, 더 이상 음식이 목으로 넘어가지 않게 되었고 결국 호스피스에 입원하게 되었다. 좌측경부의 종양은 더욱 커저, 신경을 압박하였으며 그 결과로 좌측상지 마비가 왔다.

어느 날 아침 회진 때에 그녀는 말했다.

"선생님, 왼쪽 팔이 저려서 움직이지 않게 되어버렸어요. 뭔가 매다는 것이 있으면 좋겠는데……. 하지만 선생님, 정말로 감사드립니다. 이렇게 조용한 곳에 있게 해 주셔서……. 이렇게 딸과 함께 시간을 보낼 수 있게 해주셔서."

자신의 죽음의 시기가 가까이 오고 있다는 것을 깨달은 그녀는, 간호사에게 대신 써 달라고 하여 훌륭한 유서를 남겼다. 그리고 자신의 사후, 남겨질 외동딸을 염려하며 그 생애를 마감했다.

미국의 어느 호스피스 간호사는 "아마 죽음을 앞둔 병에 걸린 사람에게 유리한 점은, 어떻게 죽을지 계획할 수 있다는 것에 있는 것이겠죠. 그리고 실제로 환자는 죽음을 계획합니다. 그리고 거기에는 분노 대신 여유롭고 조용한 마음이 있습니다. 그들은 동요하지 않고 사랑을 표현합니다. 그리고 죽을 때, 그들은 강한 존엄성과 내적 활력을 갖고 죽음을 향해 나아갑니다. 그들은 마지막에 숨을 거두는 바로 그 순간까지 그 날을 최선을 다해 살아갑니다."라고 말하고 있다.(千葉郭子, 잘 죽는 것은 잘 사는 것이다, 文藝春秋)

어느 암 환자는 "죽음을 정면에서 바라보지 않는 한, 풍요로운 삶은 결코 있을 수 없다."고 했다. 암이라는 병은 실로 무서운 병이다. 그것은 '죽음에 이르는 병'이기 때문이다. 그러나 만일, 다른 죽음과 달리 암에 오직 한 가지 좋은 것이 있다면 그것은 무엇일까? 그것은 '준비할 수 있는 죽음'이라는 점이다. 스스로의 의사와 결단에 기초하여 이 세상에서 자기 인생의 모든 것을 완성하고 마무리하는 것이다. 하지만 현대 일본의 의료현장에서 암에 의한 죽음은, 죽어 가는 사람도 남겨지는 사람도 준비되지 않은 채 죽음을 맞이하는 '사고사(事故死)'와 같이 되어 있다.

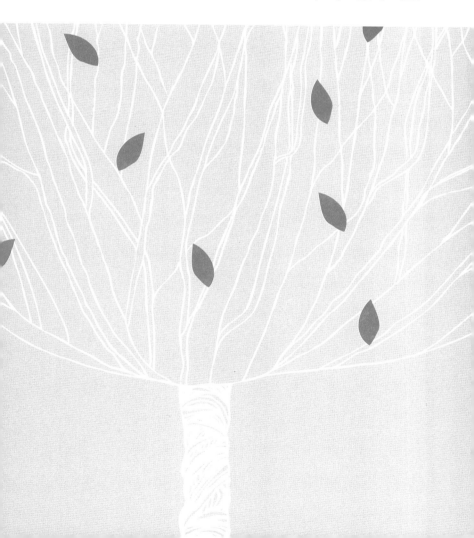

제 2 장

인간답게
'나' 답게 살아가기

호스피스의 마음, 의료인의 마음

병원 불신,
의사 불신

병 원 불 신 , 의 사 불 신

신문에 '자택에서 숨진 아내'라는 제목으로 다음과 같은 투고가 있었다.

작년 12월, 나의 아내는 간부전으로 사망했다. 살아있을 때부터 마지막은 호스피스에서 죽고 싶다고 늘 말해왔다.

가을경부터 몸의 상태가 나빠진 아내는, 지역의 국립병원에서 진찰을 받고 그날로 입원하게 되었다. 간 기능은 40퍼센트 이하로 떨어지고 토혈의 우려도 있다는 진단을 받았다. 입원 후에도 병의 상태는 악화될 뿐, 결국 죽음의 시기가 가깝다는 사실을 전달받았다.

어느 날, 아내는 내게 "선생님께 혼나서 슬퍼요."라고 모기만한 목소리로 말했다. 주치의를 만나고 싶다는 아내의 간절한 바람에 돌아온 말은 "내 환자는 당신 한 사람만이 아니니까요."였다. 그로부터 며칠 안 돼서 아내는 가족을 병실로 불러서는 퇴원하겠다고 말했다. 위독한 상태였지만 강한 요청에 밀려 누구도 반대하지 않았다.

75일 만에 자택에 돌아온 아내는 정말 기쁜 듯 활기가 있어 보였다. 목욕도 하고 잘 먹었다. 재택(在宅) 진료는 친하게 지내던 의사가 맡아 주었으며, 특히 통증조절에 신경 써 달라는 부탁을 했다.

퇴원으로부터 9일째, 아내는 혼수상태인 채 내 팔에 안겨 숨을 거두었다. 67세였다.

연명 치료를 거부하고 의사에게 불신을 가졌던 아내에게 병원은 더 이상 몸 둘 곳이 되지 못했다. 인생의 마지막을 인간으로서 끝까지 살아간 아내는 더 이상 이 세상에 없다.(아사히 신문, 聲, 1992년 2월 9일)

천하보다도 귀하다는 인간의 단 하나밖에 없는 생명의 종말이 이런 것이었다니, 환자 자신과 가족에게 있어서 그 마음은 어떠했겠는가! '한창 열심히 일할 때의 암사(癌死)-환자 가족의 목소리와 통계(南江堂 출판)'라는 책이 후생성(한국의 보건복지부에 해당-역자 주) 편집에 의해 1994년에 출판되었다. 이것은 사랑하는 가족과 함께 암과 싸우다가 사랑하는 가족을 잃은 1,300여 환자 가족의 살아있는 목소리이다. 여기에 현대 일본의 임종 의료의 실태가 응축되어 있다고 말할 수 있다.

이 책의 편집 협력자 쯔카모토 테쯔야(塚本哲也) 씨는, 일본의 '실태'에 대해 언급하고 있다.

"암에 걸린 환자와 그 가족에게 암과의 싸움은 전력을 다한 총력전이다. 그것도 거의 모두가 첫 경험이며, 아무런 준비도 되어 있지 않은 상태에서 아무 지식도 없이 불안과 절망과 고독 속에서 싸움에 휘말리게 된다. 치료는 의사와 환자의 신뢰관계에 의해 성립된다고 한다. 환자에게 의사는 의존할 수 있는 유일하고 절대적인 존재이다. 그러나 의사소통이 의외로 적은 것이 현실이 아닐까…. 환자도 가족도 충격과 불안으로 허둥거리고 어떻게 해야 좋을지 모르며, 의사 또한 많은 환자를 떠맡아 불면불휴(不眠不休)에 가까운 격무로 한 환자만을 위해 많은 시간을 제공할 수 없는 상태에 있다."

환 자 의 외 침, 가 족 의 호 소

작가 야나기다 쿠니오 씨는, 이 책은 "충격적인 메시지"이며, "다 읽었을 때 큰 군중의 외침을 접한 것 같이 압도되어 심하게 마음이 요동쳤다."라는 독후감을 썼다.

그는 이 책이 던지고 있는 문제점을 다음 세 가지로 정리하였다.

"첫째로 의사·환자 관계에 있어서 의사소통이 얼마나 결여되어 있느냐이다. 인지된 동의(의사에 의한 충분한 설명과 환자 측이 납득한 상태에서의 합의)의 첫 단계인 의사의 설명이 없을 뿐 아니라 일상적인 대화마저도 희박하다. 그 결과, 환자·가족은 고민과 당혹과 불신 속에서 인생을 보다 잘 마무리 짓는 일조차 할 수 없이 최후의 나날을 보내고 있는 상황이 발생하고 있다.

둘째로 보다 나은 임종기 의료가 아직 확립되어 있지 않다는 것이다. 임종 의료를 일부 의료기관에서 적극적으로 도입하고 호스피스와 완화 의료 병동이 여기저기에 생기기는 했지만, 전체적으로 말기 환자의 간호는 방치되어 있다고 해도 과언이 아니다.

셋째로 자신이 암에 걸렸을 때나 일단 암이 진행되었을 때에 알리는 문제, 그리고 투병방법이나 인생을 마무리 짓는 방법에 대해 미리 생각해 두고 의지를 명확하게 하며 가족과도 이야기를 나누어 합의해 두는 사람이 너무나도 적다는 인상이 든다. 그리하여 계속해서 '후회'가 남게 된다. 그렇다면 비참한 것이 아니겠는가."

우리 의료진은 여기에 제기된 문제점을 똑바로 인식하고, 그 해결방법을 환자와 그 가족과 함께 모색해 가야 하는 책임과 의무가 있다.

최근 신문에서 스톡홀름 주재의 저널리스트 비야넬 타미코 씨가 다음의 이야기를 소개하였다.

후쿠시마 다후네 씨는 18세에 일본인 남성과 결혼한 이래 20년간 일본에서 살았고, 일본을 고향이라고 생각하는 사람이다. 그런데 남편이 대장암으로 2주간의 목숨이라는 선고를 받은 뒤, 그의 간절한 부탁으로 다후네 씨의 고향 스웨덴으로 돌아가게 되었다.

다후네 씨는 말했다.

"남편은 일본에서 치료를 받으며 죽는 것을 거부했습니다. 회사 경영자였던 남편이 병에 걸리자, 그때까지 예의 바르고 친절했던 사람들이 그를 하나의 인간으로 보지 않게 되었습니다.

남편은 뭔가를 바라는 일조차 허용되지 않는 죄인으로 취급받았습니다. 자택 요양을 원한 남편 뒤에서 의사는 제게 '당신이 힘드니까 입원시키지요.'라고 말합니다. '등의 격심한 통증에 견딜 수 없어 전이된 것이 아닌가?'라고 물으면 '의사도 아닌 당신이 뭘 압니까?'라는 말을 들었고 질문을 하면 '너무 많이 안다.'라고 하며 싫어합니다. 남편은 정신적으로도 지쳐 버렸습니다.

　스톡홀름의 호스피스로 옮긴 남편은 날로 얼굴이 밝아졌고, 직원과도 농담을 주고받으며 평안한 가운데 숨을 거두었습니다. 누군가가 신경을 써주고 있다는 사실이 환자에게는 가장 소중한 것입니다(대등하고 자연스러운 관계-말기환자는 호소한다, 아사히신문, 1996년 1월 28일)."

존엄한 삶과 죽음을
붙들어 주는 것

세계적 제약회사인 업존사는, 1991년 세계 7개국 의료인들 사이에서 어느 정도 ‘삶의 질(Quality Of Life)’이 화제가 되고 있는지 조사했다.

여기에 따르면, ‘자주 화제가 되고 있다.’는 대답은 미국 53퍼센트, 프랑스 69퍼센트, 영국 42퍼센트에 비해 일본에서는 10퍼센트로 되어 있다. 이를 통해서도 알 수 있듯이 아직 일본의 의료현장에서는 환자의 ‘삶의 질’에 대한 관심이 적다고 할 수 있다.

악성 림프종으로 사망한 대학원생 우에모토 오사무 씨는 자신의 암 환자로서의 경험을 다음과 같이 기록하고 있다.

“물리적으로 생명의 시간을 연장하는 것, 즉 죽음의 시점을 가장 멀리 밀어내는 것이 최대의 가치라는 식으로 생각하는 의사들이 아직 많은데 꼭 그렇지는 않다는 것입니다. 환자에게 있어서 삶은 하나의 질(質)을 가진 것입니다. 침대에 누워 지내는 2년이 자신이 주체적으로 살아가는 2개월 보다 낫다고는 결코 말할 수 없습니다. 물론 여러 가지 제한은 있다고 생각합니다. 그러나 환자가 바라는 것은, 자신의 삶에 충실할 수 있도록 도움받는 것이 아닐까요? 인생을 결정하는 것은 환자입니다. 의사가 아닙니다. …(중략)… 자신이 생각하고 있는 단적인 가치관대로 환자를 판단하지 말기를 바라는 것입니다(平山正美·데겐 편저, 가까운 사람의 죽음의 경험을 통해 배운다, 春秋社)."

임종기 의료에 있어서 '삶의 질'은 특히 중요하다. 그것은 인간다운 존엄한 삶의 방식과 죽음을 붙들어주는 것이다. 그것은 '삶의 길이'보다도 오히려 '삶의 밀도'에 관한 문제이다. 도쿠시마 현의 유우키 야스타카 씨는 다음과 같이 기록하고 있다.

"아내의 노모가 타계했다. 94세의 천수를 다하고 이 세상을 떠났다고 말하면 좋겠지만, 그렇지 않았다. 입원에서 임종까지의 47일간, 늙은 몸으로는 꽤 가혹한 나날이었던 것 같다. …(중략)… 주사바늘이 빠지지 않게 하기 위해, 손이 침대에 묶여지고, 손발을 통한 주입이 불가능해지자 흉부까지 절개해 링거 주사주입은 계속되었다. 이렇게 되면 현대의학의 모든 것을 동원한 치료 방법은 환자에게 고통 이외의 아무 것도 아닌 것처럼 생각되어 견딜 수 없었다.

생명의 존엄성을 염두에 두고 1분 1초도 소홀히 할 수 없는, 연명을 위한 의사의 윤리와 가족의 간절한 바람이 있겠지만, 나는 이 사태를 나 자신의 문제로 생각했을 때 소름이 끼치고 암담한 생각이 들었다."(「聲」, 아사히 신문, 1990년 7월 2일).

'빛나거라, 내 생명의 나날이여(西川喜作, 新潮社)'라는 책이
있다.

국립 치바병원의 정신신경과 과장이었던 니시카와 키사쿠 씨의
암과의 투병기이다. 48세 때에 전립선암에 걸려 수술을 받았는데,
그 후 재발되었고 전이된 암과 싸우다가 사망했다.

재발한 것을 알았을 때의 마음을 그는 다음과 같이 표현하고
있다.

"그 동안 인내하며 참아온 나는 전이가 현실이 되자 세상에서
버려졌다는 느낌이 들었다. 이 고통과 슬픔. 그것은 누구도, 아마
아내마저도 이해하지 못할 것이다. 끝없는 절망감에 휩싸인다."

호흡곤란, 심한 요통, 구토에 시달리다가 때로는 나도 모르게 마
음이 약해진다. '죽어버리고 싶다. 약을 많이 먹고 죽어버리고 싶
다. 죽음은 지금의 나를 확실하게 구해 주는 것이다.'

절망의 늪에 빠져들어가는 자신을 격려하고 죽음의 유혹을 뿌리
치면서 열심히 살아가는 그의 모습은 실로 감동적이다.

그는 죽음과 대결하는 삶 속에서, 죽음에 대해 거의 고려하지 않
는 현대의학에 의문을 느끼기 시작한다.

"의학에서 죽음, 즉 '죽음의 의학'은 지금의 나에게 있어서 최우선적인 연구과제이다. 의사의 의무는 어떤 경우에 있어서도 인간의 '생명'에 대한 것이지, 인간의 '죽음'에 대해서가 아니라는 것이 상식이 되어왔다. 환자가 숨을 거두는 마지막 1분, 1초까지 구명(求命), 연명(延命)을 위해 전력을 다하는 것이 의료인의 윤리였다. 죽어 가는 사람에 대한 진정한 의미의 돌봄에 대해서는 눈을 돌리려 하지도 않았다.

하지만 나는 자신의 죽음이 확실하게 가깝다는 것을 안 때부터 이러한 것들에 의문을 갖기 시작했다. 그래서 '죽음의 의학'에 대해 생각하기 시작했던 것이다."

그는 스스로의 체험을 기초로 '죽음의 의학' 수립과 계몽을 위해 여러 지역의 대학, 병원에서 강연과 저술활동에 온 정열을 쏟았다.

작가 샌들 스트다드는 현대 병원에서의 죽음에 대해 다음과 같이 표현하고 있다.

"현대의 병원은 죽음에 대한 요새이자 전쟁터이다. 엔진과 차가운 쇠 무기를 가지고 싸움에 임하는 의사들. 그들을 현대 십자군의 돈키호테라고도 말할 수 있을까? 만일 죽음이 요새를 쳐부수는데 성공했다면, 그 책임은 누가 져야 하는가? 경계 중에 졸고 있었던 사람은 누구일까?"(호스피스 병동으로부터, 時事通信社)

죽음은 대부분 튜브와 모니터 등에 싸여 마치 전쟁터에서의 장렬한 죽음처럼 묘사된다. 인간이 인간답게 존엄한 죽음을 완성해가기 위해서는 어떻게 하면 좋을까? 이것은 일반 사람들이 우리 의료인에게 제시한 엄숙한 과제이다.

호스피스 정신은
의료의 본질이다

호 스 피 스 는   인 간 의   모 습 을   한   엄 연 한   의 료

완화 의료적인 돌봄(palltatlue care)에 대해, WHO의 보고서는 다음과 같이 언급하고 있다.

"완화 의료란 치유적 치료에 반응하지 않는 병을 가진 환자에 대한 적극적이며 총체적인 돌봄이다. 통증이나 그 밖의 증상 및 심리적 · 사회적 · 영적 문제를 조절하는 것이 최우선 과제이다. 완화 의료의 목표란 환자와 그 가족에게 최고의 삶의 질(the best quality of life)을 추구하는 것이다(WHO Technical Report Series p.804, 1990)."

호스피스는 어떻게 **죽는가** 보다도, 오히려 인생의 종말을 어떻게 뜻있게 **살아가는가**를 돕는 곳이다. 즉 '죽음'까지의 '삶'을 붙들어 주는 곳이다. 그러나 그것은 근본적인 의미에서 장소보다는 오히려 사상(이념)이며 하드웨어보다는 소프트웨어라고 말할 수 있다.

호스피스의 정신은, 어디에서나 실천 가능한 의료의 마음이다.

호스피스는 프랑스어의 Hospice로부터 유래하고 있는데, Hospitality(따뜻한 대우)라는 의미의 라틴어 Hospitium에서 유래한다. 또한 그것은 '순례자, 여행자, 가난한 자, 병자들을 쉬게 하고 환대하는 집'이라는 의미였다.

호스피스의 뿌리는 중세 시대로 거슬러 올라간다. 그것은 가톨릭 수도원의 무료 숙박소에서 출발하였는데 서구의 주된 도시와 마을, 혹은 광야의 수도원이나 성지로 가는 길 도중에 험한 고개나 강의 나루터에서 병자나 배고픈 나그네, 가난한 사람 등 도움이 필요한 모든 사람들에게 그 문호를 개방하고 있었다. 그 근본 사상은 '따뜻한 대우'에 있으며 병자의 병을 치료한다기보다, 각각 모인 사람들을 동료로써 보호하며 자애를 베풀고 원기를 회복하게 만드는 곳이었다.

임종 의료의 장으로서의 근대적 호스피스는 1967년 의사인 시실리 손더즈(Dr.S.S.)가 런던 교외에 세인트 크리스토퍼 호스피스를 설립한 것이 그 시작이다. 1970년대가 되면서 유럽과 미국을 중심으로 급속도로 확산되었다. 돌봄의 대상은 주로 말기 암 환자였지만 최근에는 에이즈도 그 대상으로 하고 있다.

현대적 의미에서의 호스피스는 환자 한 사람 한 사람을 없어서는 안 될 소중한 존재라는 의식에 입각해서 각각의 필요에 응할 수 있도록 의사·간호사·원목 등이 팀이 되어 돌보는 곳이다. 어디까지나 주역은 환자와 그 가족이며, 의료인은 그것을 돕는 자이다. 환자가 살아온 인생, 곧 그 사고방식·삶의 방식·가치관 등을 최대한 존중하면서 그 필요에 따라 도움을 준다. 시실리 손더즈 의사의 말을 빌리면, '호스피스란 인간의 모습을 한 엄연한 의료'인 것이다.

미국에서는 1974년에 첫 호스피스 의료팀이 발족했는데, 그 후 호스피스는 급속도로 미 전역에 퍼져갔다. 현재 미국에는 약 2천 곳의 호스피스가 있다고 하는데, 대부분은 지역사회 병원을 거점으로 하는 재택의료(home care)가 중심이다. 방문 간호가 행해지고 입원할 필요가 있는 경우 일반병동에 입원하게 되지만, 호스피스의 중심은 어디까지나 재택 간호이다.

재택 간호의 중심이 되고 있는 것은 간호사이다. 일본과 달리 미국에서는 간호사에게 많은 권한이 주어져 있다. 간호사는 방문처 등에서 환자의 상태를 전화로 의사에게 보고하여 필요한 투약이나 주사·링거 주사를 놓기도 하고, 가정내에서 사망할 경우 사망확인 등을 해주고 있다.

1977년 일반 오사카의 요도카와 기독교 병원에서, 카시와기 테쯔오 의사를 중심으로 하는 호스피스 케어 프로그램이 시작됐다. 첫 시설 호스피스 시설은 1981년에 하라 요시오 의사 등에 의해 하마마쯔의 세이레이 미카타하라(聖靈三方原) 병원에 개설되었다.

당초 호스피스는 경제적인 운영상의 문제가 심각했지만, 1990년 완화 의료 입원료가 의료보험에 설정된 이래 호스피스를 개설하는 병원도 서서히 증가하고 있다.

미국의 어느 지역사회 병원의 호스피스를 방문했을 때의 일이다. 일주일에 한 번, 목요일 아침 7시 반부터 호스피스의 집담회(conference)를 갖고 있다고 하여 과장의 허락을 얻어 그곳에 참석할 수 있게 되었다. 거기에는 호스피스 수간호사, 호스피스 의사, 간호사, 성직자, 사회복지사, 자원봉사자 등 총 22명이 참석하였다.

먼저 책임자가 "오늘은 일본으로부터 방문자가 왔습니다."라며 나를 소개해 주었다. 그 후 출석자 한 사람 한 사람이 나에게 자기소개를 해 주었다. 그리고 과장은 "오늘은 국제회의입니다."라고 하며, 나를 마치 팀원인 것처럼 환자에 대한 토론에 포함시켜

주었다.

바쁜 아침 시간임에도 불구하고 출석자 전원이 자기소개를 해주며, 한 사람의 방문자를 소중히 여기는 그 배려에 나는 감격했다.

나는 아주 자연스럽게 행해진 '따뜻한 대우' 속에서, 한 사람 한 사람의 인간을 존중하는 호스피스 정신을 보았다.

일본에서는 임종 의료를 말기 간호, 호스피스 간호, 완화 의료 등 여러 가지 말로 표현하고 있다. 또 어떤 사람들은 완성기 의료라고 말하고 있다. 일반적으로 무종교를 원칙으로 하는 공립 병원에서는 '완화 의료', 기독교 계통의 병원에서는 '호스피스'라는 말을 사용하는 경우가 많다.

최근 미국에서는 '호스피스 의학'이 맞는 것인지 '완화 의학'이 맞는 것인지에 대한 명칭을 둘러싼 논쟁이 벌어지고 있다. 1995년 7월 밴쿠버에서 열린 미국의 '호스피스 학회(The Academy of Hospice Physicians)'의 연례 총회에서 집행부는 그 명칭을 '미국 완화 의학회(The American Academy of Palliative Medicine)'로 변경하고 싶다는 안건을 제출하여 많은 논쟁이 있었다.

이 안건의 의도는 호스피스 의학을 사회(평생)교육·인정시험 등을 통해 전문의학 분야로서 위치를 확고히 하려는 것이었다. 거기에 대한 반대 의견은 호스피스 의학과 완화 의학이 동의어가 아니라 완화 의학은 어디까지나 호스피스 의학의 한 분야이며, 그 주된 목적은 통증 등의 증상완화 조절이며, 임종시 종합적인 의학으로서의 호스피스 의학과는 다르다는 것이었다.

그리고 미국인 이외의 회원을 고려하여 미국이라는 말을 넣어서는 안 된다는 의견도 있어 결국 집행부 안은 부결되었다.

현재는, 절충안으로서 차기총회에서 '호스피스 · 완화 의학회(The Academy of Hospice and Palliative Medicine)'라는 명칭을 제안하는 움직임이 보이고 있다.

이상의 미국 상황을 통해서 알 수 있듯이, 호스피스 의학 혹은 완화 의학은 비교적 새로운 학문 영역이다. 세계 최초의 본격적 교과서인 '옥스포드 완화 의학'이 발간된 것이 1993년의 일이다.

그러나 호스피스 의학은 현재 순조롭고 눈부시게 발전하고 있는 의학분야이기도 하다. 이 교과서의 서문에서 편집자들은 다음과 같이 언급하고 있다.

"바로 얼마 전까지 임종기 돌봄라고 불려진 것은, 사랑이 담긴 돌봄과 기본적 약제를 잘 사용하면서 통증이나 증상을 조절하는 것을 합친 정도의 것이었다. 아주 초보적인 것에 불과해 교과서를 만들 가치조차 없다고 주장하고 있는 사람들도 있다. 그러나 우리는 이 분야를 평생사업으로 간주하고 있는 사람들처럼, 다른 생각을 가지고 있다.

우리는 해야 할 일과 배워야 할 일이 얼마나 많은지, 나아가서 우리가 이해하고 있는 것이 얼마나 적은지를 알고 있다. 하지만 동시에 관련되어 있는 전문영역의 동료들이 얼마만큼의 가치 있는 연구를 해왔으며, 앞으로 무엇을 해야 할 것인지를 가르쳐 준다. 그리고 여기에 교과서가 완성된 것이다.

우리의 목표는 건전한 연구와 광범위한 임상경험에 기초해 지식체계를 갖춘, 가능한 한 포괄적인 서적을 출판하는 것이었다. ……대부분의 경우 예상 이상으로 완화 의학이 얼마나 강력한 과학적 기초 위에 성립되어 있는지에 대해 우리들은 알게 된 것이다.” (Oxford Textbook of Palliative Medicine, 'Preface', Oxford University Press, 1993).

인간은 통증에서 해방될 때
비로소 인간적인 삶을 살 수 있다

사 람 을   절 망 으 로   몰 아 가 는   견 디 기   어 려 운   고 통

식도암으로 인해 식도를 잃은 타카미 준 씨는 '영혼아'라는 제목
의 시를 썼다.

영혼아

이렇게 되어버렸으니 하는 말인데

'너'보다도 식도 쪽이

나에게 있어선 훨씬 귀중했구나

식도를 잃은 지금 그것을 분명히 알게 되었다네

지금이라면 어느 쪽인지를 택하라는 말에

'너' 영혼을 팔아 넘겼을 것이라네

(죽음의 늪에서, 講談社 文藝文庫)

생의 마지막 시기에 신체적 고통이 견디기 힘들어지면 인간답게 사는 것이 어려워진다.

그들에게 '영혼'보다 '몸'이 절실하고 중요하게 된다. 그러므로 호스피스에서는 신체적 증상이 조절되는 것이 특히 중요하다. 그렇게 할 때에야 비로소, 인간다운 존엄성을 가지고 살아갈 수 있기 때문이다.

T 씨는 말기 대장암 환자였다.

혼자 사는 그녀는 너무나도 심한 통증에 견딜 수 없어 남동생 가족에게 부축을 받으며 외래로 왔다. 모르핀을 사용하고는 있었지만, 통증은 거의 조절되지 않았고 사는 것이 매일 지옥 같았다고 했다.

몇 번이나 통증을 없애 달라고 의사에게 부탁했지만 "더 이상 약을 늘릴 수 없습니다." 하고 거절당했다는 것이었다.

입원한 지 3일째, 최종적으로 모르핀의 양을 배로 늘리고 다른 진통 보조제를 병용하여 통증은 거의 완전하게 조절되었다.

그토록 일그러졌던 그녀의 얼굴에 미소가 돌아 왔다.

그녀는 "이제 겨우 살았습니다."라고 말한 후 "지금까지 몇 번이나 자살하려고 생각했는지 모릅니다."라고 눈물을 흘렸다.

미국 매사추세츠 병원의 의사인 앤드류 벌링은 통증으로 고통

당하는 환자는 곧잘 안락사나 자살방조(自殺幇助)에 대해 말하는데, 통증이 조절되면, 자살하고 싶은 마음이 사라지고 남겨진 삶을 적극적으로 살아가게 된다는 사실을 보고하였다.(메디컬 트리뷴, 1993년 4월 15일호)

사람을 절망 속으로 몰아넣는 것은 견디기 힘든 고통을 체험할 때이다. 잠을 자도 깨어있어도 통증으로 괴로우면 고통과 싸우는 데에만 모든 에너지를 소비해 버린다. 살아있는 그 자체가 고통스러워 죽는 편이 낫다고 생각하게 된다. 하지만 통증이 제거되면 사람은 달라진다. 가족과의 대화를 즐기고 지금까지 읽지 않았던 신문을 읽고 텔레비전을 보게 된다.

사람은 통증으로부터 해방될 때 비로소 인간적인 삶이 가능해진다.

그렇게 되기 위해서는 신체적인 돌봄, 곧 징후의 조절이 임종 의료의 기초이며 출발점이 되어야 한다.

임종 의료에 있어서 중요한 것은 월슈(T. D. Walsh)가 말하듯이 '증상 그 자체가 병이다(Symptoms are the disease).'라는 사고이다.

그러한 관점에서 가능한 한 철저히 통증과 그 밖의 불쾌한 증상을 없애주는 일이 중요하다.

각국의 인구 당 모르핀 사용량을 비교해 봤을 때 일본의 사용량은 매우 적다. 1992년 통계를 통해 인구 100만 명당 하루 사용량(g)을 살펴보면 캐나다는 61.1, 영국 53.4, 오스트레일리아 40.3, 미국 33.6에 비해 일본의 사용량은 겨우 4.2였다.

이것은 일본에서 말기 암 환자의 통증이 아직 적절한 치료를 받지 못한 채 방치되고 있다는 것을 나타내고 있다. 이것은 의료인의 태만이라고 말할 수 밖에 없다.

호스피스 케어에서 통증은 꽤 조절할 수 있게 되었지만, 거의 모든 환자에게서 나타나는 전신 권태감 등은 좀처럼 조절하기가 어렵다. 폐암 말기의 호흡곤란 등도 극히 어렵다.

이러한 경우에는 사전에 환자와 가족에게 설명하여 마지막 때가 되면 최후의 수단으로 의식 수준을 낮출 수 있다는 사실을 알려주고 있다. 그들은 마지막의 마지막까지 고통스럽지 않아도 된다는 것을 알고 안심한다.

임종 의료의 첫째 목표는 '어디까지나 연명이 아니라 남겨진 생명을 어떻게 쾌적하고 의미 있게 살아가는가'에 대한 것이다.

그것은 '치료해야 하나 말아야 하나'의 문제가 아니라 그 시점과 그 상황에서 '최선의 치료란 무엇인가'하는 문제이다.

예를 들면 현재 뜨거운 논쟁을 불러일으키는 주제로 임종에 있어서 링거 주사에 의한 수분과 영양공급에 관한 것이다.

일본의 일반적인 의료현장에서는 대부분 과도한 수분공급이 이루어지고 있다. 임종케어의 마지막까지 중심정맥영양공급을 계속하고 있는 일 또한 적지 않다. 이로 인해 환자는 링거 주사에 구속되고 부종과 전해질 이상 등으로 고통 당한다.

한편 호스피스(특히 유럽과 미국)에서는 과잉의료에 대한 반성과 그 반동에서 말기 환자에게 링거 주사를 놓지 말아야 한다는 의견이 많아서 링거 주사를 전혀 하지 않는 호스피스도 적지 않다. 그러나 최근 유럽과 미국의 호스피스에서 지금까지의 치료에 대한 반성의 논문이 몇 개 나왔는데 여기서는 과도한 탈수에서 발생하는 정신착란, 구갈 등의 불쾌한 증상을 지적하고 있다.

호스피스에서의 재활치료에 대해서도 마찬가지이다. 실제로 호스피스 환자 가운데 재활치료를 희망하는 사람이 적지 않다. 가능한 한 오랫동안 자립할 수 있기를 바라는 환자의 마음은 절실하다. 본인의 희망에 따라 보행훈련 등 기능유지를 위한 운동을 하게 된다.

필요한 것은, 처음부터 임종 의료는 이래야 된다는 전제에서 출발하는 것이 아니라 환자 개개인의 필요에 따른 의료를 실시하는 것이다.

의료인에게 맡겨진 사명은 환자와 가족이 '최고의 삶의 질'을 영위하도록 하는 것이며, 환자의 의식이 명확하고 만일 그 처방으로 환자의 삶의 질이 나아지는 것이 예상되고 동시에 환자가 바란다면 재활치료, 링거 주사, 수혈 등 선택의 항목들이 있어도 좋을 것이다.

환자와 가족에게 '최고의 삶의 질'이란 무엇일까? 그것은 어디까지나 환자와 그 가족이 정하는 것이다. 의료인은 가족의 의사(意思)에 따라 희망이 실현되도록 도와주는 것이다. 호스피스에 있어서 치료의 선택은 어디까지나 환자의 의사에 달려있다.

통증치료의 표준적 교과서의 하나인 '암성 통증'이란 책에서 '목표의식을 가진 돌봄'이 제창되고 있다. 이것은 일반의료 현장에서 행해지는 '적극적 검사와 치료'에 대비되는 것으로, 다음의 세 가지가 그 돌봄의 지침이다.

① 치료의 목표는 증상을 조절하여 최고의 쾌적함을 실현하는 것이다.
② 불쾌함을 증강시키는 치료는 하지 않는다.
③ 그 목표를 달성하기 위하여 가장 비침습적인 치료를 행한다.
　(Richard B. Patt, Cancer Pain. J. B. Lippincott, 1993, p.547)

죽어가는 과정은 결코 편안한 것이 아니다. 증상의 조절이 어려운 경우도 있다. 그러나 어떠한 경우라도 의료인은 "할 수 있는 것은 모두 했습니다."라든가 "더 이상 할 일은 없습니다."라는 말을 절대 해서는 안 된다. 그것은 환자와 가족에게 절망감을 줄 뿐이다.
중요한 것은 언제 어떠한 경우에도 설사 아무리 제한된 가능성 속에 있다 하더라도, 의료인은 최선을 다하면서 환자와 가족의 좋은 파트너로서 걸어가야 한다는 것이다.

시가 현(滋賀縣)의 41세 주부는 악성 림프종으로 사망한 부친의 생의 마지막 시기에 대하여 아사히 신문(1989년 9월 20일)에 다음과 같이 투고하였다.

"불안이 더해 가는 가족은 '앞으로 어떻게 되는 거죠? 잘 부탁드립니다.'라고 머리를 숙일 뿐이었다. 하지만 그 때 주치의의 말과 눈빛이 지금도 잊혀지지 않는다. '이래도 열심히 하고 있습니다.' 하고 퉁명스럽게 말했고 우리는 '감사합니다.'라고 말할 수밖에 없었다. …… 나이 많아 홀로 남은 어머니를 더 이상 병원에서 이 세상과 이별하게 하고 싶지 않다. 꼭 통증이 없는 하루하루를 선물로 드리고 싶다."

미국의 톨드 요양소라는 유서 깊은 결핵요양소가 있다고 한다. 톨드 의사가 개설한 것인데, 앞 정원에는 그의 환자들이 감사의 표시로 세운 톨드 의사의 동상이 있었다. 그 대좌(臺座) 뒷면에 프랑스어로 다음과 같이 새겨져 있었다고 한다.

때때로 치료하고

자주 가볍게 하며

항상 위로하다

한 때 결핵은 현대의 암과 마찬가지로 문자 그대로 죽어 가는 무서운 병이었다. 아마도 톨드 의사는 밤낮 할 것 없이 열심히 환자를 위해 일하여, 때로는 병을 치료하고 자주 병을 가볍게 하여 그들을 붙들어 주었을 것이다. 그러나 환자들이 이 짧은 말 속에서 가장 강조하고 싶었던 것은 환자를 '항상 위로하고' 격려하던 톨드 의사의 모습이었음에 틀림없다.

위로하는 것은 언제나 실행 가능한 행위이며, 그것은 의료인의 마음가짐에 달려있다.

죽어 가는 과정은 태어나는 과정과 마찬가지로 충분한 도움과 붙들어 주는 일이 필요하다. 그러한 의미에서 어떻게 죽는가의 문제는 살아있는 쪽의 책임이다. '어떻게 사람다운 충실한 생의 마지막 순간을 살아갈 수 있는가'는, '어떻게 가족과 의료인이 죽어 가는 사람을 붙들어주고 도와줄 수 있는가'의 문제이기도 하기 때문이다.

무엇을 '말하기'보다는 '들어주기',
무엇을 '해주기'보다는 곁에 '있어주기'

죽음 가까이 살아가는 자의 불안을 어떻게 해결하는가?

죽음은 궁극적인 완성의 시기이므로 그것을 방해하는 것을 어떻게 해결할 지가 임종 의료의 가장 중요한 과제이다. 고통은 단순한 생리적 경험이 아니라, 인간의 복잡한 신체적 · 정신적 · 사회적 · 영적 차원의 체험이다. 그것은 전인격에 걸친 통증으로 인간존재에 관련된 모든 고통에 대한 적극적이고 종합적인 접근이 필요하다.

시실리 손더즈는 암 환자의 통증에 대한 전인적 시각이 필요하다고 역설하면서 이 복잡한 통증 체험을 '총체적인 통증'으로 표현하고 있다. 호스피스에서는 '환자의 병'이 아니라 '병을 가진 인간'이라는 관점이 중요하다. 환자가 주역이며 한 사람 한 사람이 둘도 없는 소중한 존재라는 인식 아래, 죽어 가는 사람의 고유성을 존중하여 그 인간다운 삶을 살아가도록 도와주어야 한다.

앞서 언급한 '한창 열심히 일할 때의 암사(癌死)'라는 설문 조사에서는, 의사와 간호사가 환자에게 "고통 당하는 것은 당연하다는 태도로 무성의하여 분노를 느꼈다." 라든가, "환자의 불안에 대한 질문에 대답해 주기를 바랐다." 등의 요구사항이 많이 게재되어 있다.

60대 전반의 남성 환자의 아내는 "임종 의료에 종사하는 의사와 간호사가, 환자와 가족의 고통을 이해하려는 성의 있는 진찰과 치료를 해 주기를 원했지만 성의가 전혀 느껴지지 않았다."라고 말하였다.

신체적인 돌봄과 더불어, 정신적·사회적 고통에 대한 돌봄이 이루어져야 한다. 불안·우울 등이 정신증상으로 나타나는 일이 많으며 불면을 자주 호소한다. 이는 자신이 놓여진 상황에 대한 적응과정이며, 그것을 이해하고 붙들어 주는 일이 중요하다.

철학자 하이데거가 "죽음에 이르는 존재의 본질은 불안이다." (존재와 시간, 岩波文庫)라고 말하였듯이, 특히 불안에 대한 충분한 배려가 호스피스에 있어서 중요하다. 죽음 가까이 살아가는 자의 불안·고독감 등이 얼마만큼 의료인과 공유되고 해결될 수 있는가가 과제이다.

심리학자 오구라 치카코 씨는 현재 죽음을 둘러싼 토론에서 "뇌사도, 임종도, 인간이 홀로 맞이하는, 고독하고 두려운 의식체험이라는 측면의 사고(思考)에 빠져있다."라고 말하였다. 그리고 "작년, 친구가 유방암 수술을 받았는데 병원에서 유방암 진단을 받았을 때부터 죽음에 대한 공포 때문에 입원까지의 2주간 친구 집을 전전하면서 잠을 잔일", 또 "암으로 사망한 탤런트 시미즈 쿠−코 씨는 잠들면 죽을 것만 같아 침대에 앉아 아침까지 계속 깨어 있었다."라는 이야기를 소개하였다. 나아가 그녀는 다음과 같은 일화를 덧붙이고 있다.

명치시대의 문호 시마자키 후지무라는 죽음을 앞둔 타야마 가타이를 병문안 했을 때 머리맡에서 태연하게 물었다고 한다.

"자네, 죽어간다는 것은 어떤 기분인가?"

"어둡고 어두운 구덩이 속으로 떨어지는 것 같은 느낌이야." (오구라 치카코(小倉千加子)), 사 · 생의 노고(勞苦) 너머에, 아사히신문, 1992년 1월 11일)

임종의료에서는 영적인 돌봄이 특히 중요한 과제가 된다. 병의 진행과 함께 그들의 관심은 '통증' 문제로부터 '고난'의 문제로, 나아가서 '고난의 의미' 문제로 전개되어 간다.

병상에서 많은 사람은 "왜 나는 이렇게 고통 당하지 않으면 안 되는가?"라고 질문한다. 그들은 침대에서 고통의 의미, 인생의 의미 그리고 죽음의 의미 등에 대하여 생각한다.

호스피스에 종사하는 자는 이러한 인생의 의미, 혹은 생(生)과 사(死)의 문제에 대하여 무관심해서는 안 된다.

그러나 의료인이 그 문제에 대한 해답을 환자에게 주어야 한다는 것은 아니다. 원래 그것은 우리에게는 불가해한 것이며 성급하고 안이한 해답을 주려는 시도는 오히려 위험하다.

중요한 것은 그들과 함께 의미를 찾아 함께 걷는 자세이다.

레오날드 란의 말을 빌리면, "불가해한 것, 그리고 해답이 없는 의문 그 상태에 머무르는 것이야말로 영적 돌봄이다(Cicely Saunders and Nigel Sykes, The Management of Terminal Malignant Disease, Third Edition, Edward Arnold, 1993, p.219)."

호스피스에서 간호하는 자 측의 삶의 방식과 자세가 항상 중요한 요소로 자리매김한다. 고통 당하는 자와 함께 인생의 가치와 목적 그리고 삶의 방향을 찾아 걸어갈 때, 반대로 우리 자신의 삶의 방향이 끊임없이 문제로 제기된다. 그곳에는 의료인의 진지한 인간성이 문제시되는 것이다.

그러한 상황에서 의료인은 거의 아무 것도 할 수 없는 자기 자신의 무력함을 절실하게 깨닫게 된다.

여기에서 중요한 것은, 말하기(speaking)가 아니라 듣기(listening)이며, 해주기(doing)가 아니라, 있어주기(being)이다. 그것은 영어로 'a listening presence'로 표현되고 있다. 즉 경청하는 태도로 그 장소에 함께 있어주는 것이다.

영적 돌봄이란, 개인의 고유성을 존중하고 경청하면서 함께 걸어가는 것이다. 그 정신은 '호스피털리티(Hospitality)'라는 말 그 자체이다.

어느 80세의 여성은 "남에 대한 배려는 옆에 서서 그 사람과 같은 속도로 함께 걸어주는 것입니다."라고 쓰고 있다.

누웬은 다음과 같이 언급하고 있다.

"호스피털리티란 서로 모르는 사람이 모여 원수가 아닌 친구처럼 자유로운 공간을 창조하는 것이다. 호스피털리티란 사람들을 변화시키는 곳이 아니라 변화를 일으킬 수 있는 공간을 제공하는 곳이다. 그것은 사람들을 우리 쪽으로 끌어들이는 것이 아니라 서로의 차이에도 불구하고, 혼란스럽지 않은 자유를 제공하는 것이다. 그것은 우리의 이웃을 선택의 여지가 없는 구석으로 몰아넣는 것이 아니라 스스로 선택하고 헌신하는 자유의 넓은 영역을 여는 것이다.

그것은 좋은 책·좋은 이야기·선행 등에 의한 으름장을 놓는 교육이 아니라 말이 뿌리를 내려 풍성한 과실을 맺도록 불안에 찬 마음을 자유롭게 해주는 것이다.

그것은 우리의 하나님이나 우리의 생각을 행복의 기준으로 삼는 것이 아니라 그들이 자신의 하나님과 자신의 생각을 찾을 기회를 열어주는 것이다.

호스피털리티의 패러독스는 공포의 공간이 아니라 외부 사람이 와서 자유라는 우애(友愛)의 공간을 창조하는 것이다.

그곳에서 그들은 자유롭게 자기 자신의 노래를 부르고 자신의 말을 하고, 자신의 춤을 추고 또한 자유롭게 그곳을 떠나 자기 자신의 사명을 추구한다. 호스피털리티란 주인의 살아가는 방식을 흉내 내도록 의도된 초대가 아니라 손님이 자기 자신의 삶의 방식을 찾아내는 기회를 주는 선물이다(The Management of

Terminal Malignant Disease, Edward Arnold, 1993, p.224)."

죽어 가는 사람에게 서서히 약해져 가는 자신의 몸의 현실을 받아들이는 것은 쉽지 않으며 또한 견디기 힘들다. 지금까지 할 수 있었던 일을 할 수 없게 되고 식사·배설 등 점차로 많은 것을 다른 사람에게 의존해야 한다.

그 과정에서 중요한 것은 아무리 그들의 몸이 변해 가더라도 의료인·가족·친구에게 그들은 '똑같이 의미 있는 존재'이며, 둘도 없는 소중한 존재임을 그들이 구체적인 돌봄과 관계 속에서 알게 되어야 하는 것이다.

인간을 인간으로서 궁극적으로 가치 있게 하는 것은 무엇을 할 수 있는가(doing)의 문제가 아니라 존재(being) 그 자체라는 실존적 진리이다.

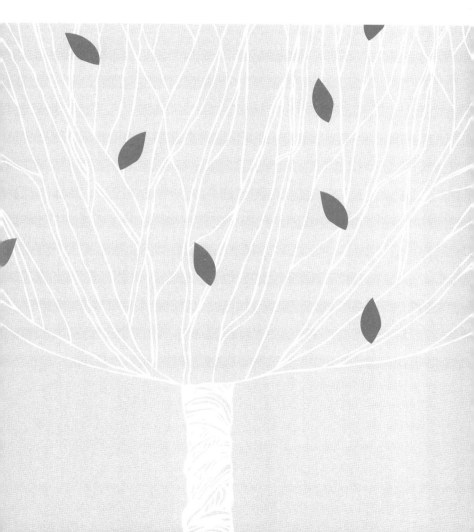

제 3 장

'오늘'을 있는 그대로
살아간다

죽음을 수용한다

농축된
인생의 시간을 산다

　프랭클은 아우슈비츠의 체험을 기록한 '밤과 안개(미스즈書房)' 에서 하나의 사건을 보고하고 있다.

　1944년 크리스마스 때는 해방될 것이라는 소문이 수용소 내에 퍼졌다. 사람들은 그 소문에 희망을 걸고 있었지만 실제로 그것은 달콤한 망상에 지나지 않았음이 밝혀졌다.

　그 희망이 끊어졌을 때 수용소에서는 지금까지 없었던 정도로 사망자가 많았다.

　그는 말한다.

　"하나의 미래를, 그 자신의 미래를 믿을 수 없었던 인간은 수용소에서 죽어갔다. 미래를 잃음과 동시에 그는 의지할 곳을 잃어 내적으로 붕괴하여 신체적으로도 심리적으로도 전락한 것이다."

　이 예는 인간존재에 있어서 미래를 향한 희망이 얼마나 소중한

가를 단적으로 말해 준다. 희망을 잃을 때 인간은 정신적 뿐만 아니라, 육체적으로도 무너지지 않을 수 없다. 희망이야말로 우리들에게 살아갈 힘을 주는 것이다.

"절망이란 죽음에 이르는 병이다."라고 말한 것은 실존철학자 제렌 키에르케고르였다. 희망이 없으면 사람은 고통에 견딜 수 없게 되며 또한 살아가는 일 자체도 불가능하게 된다. 희망의 문은 항상 열려 있어야 한다.

불치의 병이라고 이해하면서도 사람은 신체적 치유에 대한 희망을 계속 갖는다. 자신의 병이 호전될지도 모른다거나 언젠가는 새로운 약이나 획기적인 치료법이 개발될 지도 모른다는 희망에 힘입어 그들은 살아간다.

퀴블러 로스는 임종케어에서 희망의 중요성에 대해 '죽는 순간'에서 다음과 같이 말하고 있다.

"환자 모두는 한 가닥의 희망을 계속 품고 있으며 특히 힘든 시기에는 희망에 의해 힘을 얻는다. 현실적인 희망이든 아니든 그러한 희망을 갖게 해 주는 의사에 대해 최고의 신뢰를 둔다. 나쁜 뉴스에 둘려 쌓여 있으면서도 그곳에 하나의 희망이 제공되면 환자는 감사한다. 그렇다고 해서 의사가 환자에게 거짓말을 해야 한다는 것은 아니다. 그것은 오직 우리가 환자와 희망을 함께 나눈다는 의미이다. '뭔가 예기치 않은 좋은 일이 생길지 모른다', '병이 가벼워질지 모른다', '수명이 의외로 연장될지도 모른다'는 등의 희망을 환자와 함께 나눈다는 것이다(죽는 순간, 川口正吉 역, 요미우리 신문사)."

정신적 존재인 인간에게 있어서 희망은 병이 가벼워지는 것만으로 그치지 않는다. 환자는 실로 여러 가지 희망에 힘입어 살아가는 것이다. 자식들이 결혼할 때까지, 손자의 얼굴을 볼 때까지, 한 번 고향에 가보고 싶다, 여행을 하고 싶다는 등 조목조목 작은 목표를 세워 그것을 향해 걸어가는 것이다. 그리고 그것이 삶의 보람이 되며 희망이 된다.

죽음이 가깝다고 해서 대부분의 환자가 그 마지막 날들을 뭔가 특별한 것을 하며 지내는 것은 아니다.

중요한 것은 일상의 작은 행복이며 오늘 하루의 작은 보람이 하나하나 쌓여 가는 것을 소중히 여기며 살아가는 것이다.

그것이 그들에게 살아갈 희망과 기쁨을 준다.

미국의 어느 암 환자는 "병에 걸리기 전에 나는 5년 계획, 10년 계획, 20년 계획마저 세우고 있었습니다. 그러나 지금은 다릅니다. 지금 내가 분명히 알고 있는 것은, 죽는 것은 미래에 있을 일이라는 것과 나는 지금 현재 살아가고 있으며 항상 이 장소 이 시간에 살고 있을 거라는 사실입니다."라고 썼다.

호스피스에는 남은 시간이 짧기 때문에 오히려 농축된 인생과 시간이 있다. 그것은 시간의 질(quality of time)이라고 말해도 좋을 것이다. 호스피스에서 부인의 임종기를 돌본 남편은 "호스피스에서의 20일간은 40년의 결혼생활에 필적할 정도로 참으로 밀도 있는 것이었습니다."라고 말했다.

미래에 대한 불안과 장래 이별의 슬픔에만 연연하다가 오늘 이 하루를 집중해서 살아감으로써 그들은 자신의 인생을 보다 잘 조절할 수 있다. 병을 조절할 수 없다는 것은 자신의 인생을 조절할 수 없다는 것이 아니다. 설사 침대에 계속 누워 지낼 수밖에 없게 되더라도, 환자는 자신의 인생을 조절할 수 있다. 자신의 의사(意思)에 기초하여 자신이 가장 하고 싶은 것, 자신에게 가장 기분 좋은 것, 자신에게 있어서 가장 유용한 것 등을 선택해가는 것이다. 자신이 받는 돌봄, 식사 등 자신에게 해 주었으면 좋겠다는 것에 대해 자신의 바람에 따른 선택을 해 가는 것이다.

정신과 의사이며 작가이기도 한 카가 오쯔히코 씨는 그의 저서 '사형수의 기록(中央公論社)'에서 사형수의 시간에 대해 언급하고 있다. 사형수의 미래는 24시간에서 48시간으로 한정되어 있다. 사형집행은 법무장관의 명령이 있으면 곧 바로 행해진다. 어느 날 불시에 '죽을 때'가 온다. 사형수는 비교적 단시간 후에 삶의 끝을 상정(想定)해놓고 살지 않으면 안 된다.

어느 사형수는 "사형집행이 임박해 있다고 생각하면, 매일 매일이 매우 소중해 집니다. 하루하루 짧은 시간이 지나가는 것이 너무 빠르다고 생각됩니다."라고 말하고 있다.

카가 씨는 말한다.

"많은 사형수는 탄카(短歌), 하이쿠(俳句-일본의 짧은 형태의 시-역자 주), 집필, 독서, 대화 등 바쁘게 나날을 보내고 있다. 멍하게 하는 일 없이 시간을 보내는 사람은 드물다. 그들은 얼마 남지 않은 인생을 급히 서둘러 유용하게 보내려고 정력을 쏟고 있는 듯 하다. ……

사형수의 '농축된 시간'과 정반대로 무기수의 '느슨해진 시간'이 있다. 무기수의 생활은 하루하루 다를 바 없는 단조로운 반복에 지나지 않는다. 그곳에서는 모든 자유를 잃은 회색시간이 천천히 흘러갈 뿐이다."

시간이 한정되어 있기 때문에 오히려 남겨진 시간을 열심히 살아가려고 한다. 분명 암과의 투병은 괴롭고 혹독한 것이다. 그러나 그런 중에서도 보다 나은 죽음을 향해 살아가는 것은, 자신의 삶에 책임을 지는 것이다. 자신이 받는 치료, 매일의 일상 활동에서 적극적이고 능동적인 역할을 담당하는 것이다. 한 사람 한 사람은 둘도 없이 소중한 존재이며, 각각의 인생관에 기초한 삶의 방식·죽음의 방식이 있다. 그리고 주위 사람들은 가능한 한 그것이 실현될 수 있도록 도와주어야 한다.

남아프리카의 여류 작가 나딘 코디머는 "나의 하루란 무엇일까? 하루, 곧 지금 현재를 말한다. 좋든 싫든 내일의 자신을 생각하지 않고 오늘 하루를 살아가는 것이다. 이것을 깨닫는 데에 나는 일평생(65년이나!) 걸렸다. 기대나 두려움으로 이미 내일을 살아가고 있다면, 오늘이라는 날은 잃어버린 것이다. 인생을 만끽하기 위해서는 '오늘' 그 자체를 살아가야 한다."라고 말하고 있다.(해외 여성 작가의 에세이에서, 아사히 신문, 1990년 1월 17일).

자칫하면 우리는 내일을 꿈꾸며 현재를 소홀히 하기 쉽다. 그들의 삶은 주어진 오늘 하루를 열심히 그리고 진지하게 사는 것이 얼마나 소중한지 가르쳐 주고 있는 것이다.

가족의 고통을
어떻게 공유(共有)하나?

가 족 에 게   책 임 을   지 워 서 는   안   된 다

1991년에 일어난 토오카이대학 부속 병원의 안락사 사건에 관하여, 타카이시 시에 사는 27세의 여성이 신문에 다음과 같이 투고했다.

"나는 이것을 다른 사람의 일로 생각할 수 없었다. 나의 남편도 암 환자였다. 췌장암임을 알았을 때는 이미 말기……. 그로부터 3개월만에 사망해 버렸다. 그 투병의 3개월은 정말 길고도 고통스러운 기간이었다. …… 남편이 없어지는 것에 대한 정신적·경제적 불안을 안고, 목구멍까지 북받쳐오는 것을 억누르면서 병원을 다녔다. 심신 모두 정상이 아니며 남편에게 사실을 밝히고 5살난 아들과 죽어버릴까 하는 생각을 하기도 했다. 그래서 나는 앞에 언급된 환자 가족의 심정을 뼈저리게 알 수 있다. 보고 있는 가족이 견딜 수 없는 것이다. 그 가족의 심신을 구해 줄 방법은 과연 없을까 하는 생각이 든다. 가족도 마음의 병을 앓고 있는 것이다(한 때, 아사히 신문, 1991년 5월 24일)."

의료현장에 있어서 가족은 때때로 잊혀지기 쉬운 존재이다. 그렇기 때문에 임종 의료에서 환자는 가족을 구성하고 있는 한 사람이라고 하는 위치 설정에서부터 시작해 가족을 포함한 접근이 필요하다. 가족을 팀의 일원으로 치료법의 결정이나 돌봄에 참여시키고, 가족과의 충분한 대화를 해야 한다.

고통당하고 있는 것은 결코 환자만이 아니다. 가족도 함께 고통당하고 있다는 사실을 의료인은 결코 잊어서는 안 된다. 가족이 안고 있는 불안과 고민을 함께 나누고 가족을 친절히 돌보며 위로의 말을 위한 마음가짐이 필요하다.

또한 어떤 치료를 변경하거나 중지할 때 그 책임을 가족에게 지워서는 안 된다. 가족이 후회를 남기지 않도록 치료는 어디까지나 의료인에게 책임을 두고 실행해야 한다.

가족으로부터 어떤 치료의 중지나 변경을 완곡히 요구받는 일이 때때로 있다. 의료인 입장에서도 그 요구에 응해도 좋다고 생각되는 경우가 자주 있다.

그런 경우 "그렇게 말씀하신다면, 그만 둡시다."라고 말한다면 그 의사는 그 책임을 가족에게 전가하는 것이다. 만일 그 이후에 환자가 고통을 당하거나, 곧 사망해버리는 경우, 가족에게 후회가 남게 된다. 그런 것을 요구했기 때문에 고통을 당한 것이 아닌가, 혹은 빨리 죽은 것이 아닌가 하고 가족은 계속 고민하게 된다.

그런 때는 "저도 그렇게 생각합니다. 그만 둡시다."라고 의사가 한 마디 덧붙여 주면, 가족의 마음은 편해진다.

그렇지 않아도 가족은 자책의 마음을 갖고 있는 경우가 많다. 그것은, "더 일찍 의사에게 데리고 갔더라면 좋았을 텐데"라든가, "우리가 더 일찍 알았더라면" 하는 등의 표현으로 나타난다. 그 때에 의료인은 적절한 설명과 조언을 해서 가족의 불필요한 가책의 마음을 해소해 주는 일이 필요하다.

호스피스에서는 환자가 사망한 후 가족으로부터 편지를 받는 일이 많은데, 그 중에 자주 "우리 가족이 힘을 얻을 수 있었습니다."라는 내용이 쓰여져 있다.

'2인칭의 죽음'을 이해하고 붙들어 준다

어느 남성 환자는 몇 번의 뇌경색 발작으로 인해 거동을 전혀 할 수 없게 되었으며, 치매도 진행되어 식사나 배설도 전적으로 도움에 의존하는 상태였다. 더구나 만성 기관지 천식을 앓고 있어 항상 산소호흡이 필요했다.

그의 부인과 아들은 참으로 헌신적인 간호를 통해 15년 동안의 재택 요양을 훌륭하게 해냈다.

폐렴으로 사망했을 때 부인은 이렇게 말했다. "선생님, 제 남편은 정말로 좋은 사람이었고, 아이들에게 친절한 마음을 가진 아버지였습니다. 저도 아들도 열심히 은혜를 갚고 있는 중이었습니다. 아무리 노력해도 부족한 것 같은 느낌이었습니다."

이것은 많은 가족이 느끼는 환자에 대한 거짓 없는 심정일 것이다. 가족에게 환자는 지금 여기에 있는 존재만이 아니라, 귀중한 과거를 공유해온 소중한 인격적 존재인 것이다.

작가 야나기다 쿠니오 씨는, '희생, 내 아들·뇌사의 11일'에서 자기 자신의 체험을 통해, 자신의 죽음을 '1인칭의 죽음', 가족의 죽음을 '2인칭의 죽음'이라고 표현하고 있다.

그리고 "의사에게 환자의 죽음은 아무리 열심히 치료를 했더라도 역시 '3인칭의 죽음'이라는 것이다. 인생과 생활을 함께 나눈 혈육과 사별했을 때의 상실감이나 비탄은 그곳에 없다."라고 말했다.(희생, 文藝春秋)

야나기다 씨가 말하는 '2인칭의 죽음'을, 앨리에스는 '죽음과 역사(미스즈書房)'에서 '그대의 죽음'이라고 언급하면서 '자신의 죽음'과 대비시키고 있다. 2인칭의 죽음·사랑하는 그대의 죽음은 우리 의료인에게는 어디까지나 3인칭의 죽음에 지나지 않는다. 참으로 애석한 일이지만 충분히 공유할 수 없는 체험이라는 사실 또한 엄연한 진실이다.

그러나 우리 의료인은 그 '2인칭의 죽음'을 체험하는 가족과 대하면서 이 사실을 분명하게 깊이 명심하며, 그 '2인칭의 죽음'을 이해하고 붙들어 주는 노력을 소홀히 해서는 안 된다.

호스피스의 의료에 종사하면서 문득, '이 얼마나 힘든 일인가'하는 생각을 자주 한다. 한 사람의 환자와 그와 연결된 가족 한 사람 한 사람의 고통과 슬픔과 기쁨의 가지가지…. 한 사람 한 사람의 생명이 얼마나 무거운 것인지…….

죽음을
수용한다는 것

엘리자베스 퀴블러 로스는 '죽음의 단계'에 대해 언급하고 있다. 우선 인간은 죽음에 이르는 병을 갖고 있음을 알았을 때 충격을 받는다. 그녀는 그 후의 단계를 다음의 다섯 단계로 나누고 있다.

1. 부정(Denial)
2. 분노(Anger)
3. 타협(Bargaining)
4. 우울(Depression)
5. 수용(Acceptance)

'부정'의 단계에서 환자는 자신의 병을 믿으려 하지 않는다. '거짓말이고, 그런 병에 내가 걸렸을 리가 없다.'며 충격적 사실을 부인하려고 한다. 이것은 쇼크에 대한 건전한 일시적 자기 방어이며, 잠시 후 부분적 수용(납득)으로 바뀐다.

두 번째 '분노'의 단계에서는 '왜 자신만이 이런 병에 걸렸는가, 누구 때문인가' 하는 등 자신의 운명과 인생의 부조리에 대해 분노한다. 이 단계에서는 하나님을 포함해서 자기 주위의 모든 것이 분노의 대상이 된다. 의료인과 가족 등이 환자의 분노에 대해 개인적으로 반응하면 오히려 기름을 끼얹는 결과가 된다. 중요한 것은 경청하는 태도로 대하는 것이다.

제3단계는 '타협'이다. 의사의 지시를 아주 잘 지키겠다 라든가, 자신의 삶의 방식을 회개한다거나 선행을 통해 삶이 연장되기를 바라는 것이다.

제4단계는 '우울'이다. 이것은 가까운 장래에 사랑하는 사람들과 물건을 모두 잃어버려야 한다는 것으로부터 발생하는 우울이며, 환자는 '낙담한 채' 아무 말도 하지 않는다. 그리고 마지막은 '죽음의 수용'의 단계에 도달하는 것이다.

퀴블러 로스의 '5단계설'에 대해 여러 가지 비판이 나오고 있는 것은 사실이다. 스웨덴의 파이젠버그는 '5단계설의 과도한 공식화·신화화의 경향(Teminal Care : Teminal Friendship)'이라고 경고하고 있으며, 미국의 슈나이드맨은 '인간이 죽을 때에 죽어 가는 과정을 통과한다는 사고(Voices of Death)' 그 자체에 의문을 제기하고 있다.

나의 경험을 봐도, 죽음의 과정은 이보다 더 복잡하다. 그 과정에 있어 사람이 꼭 ①부터 ⑤까지의 단계를 그대로 밟는 것이 아니다. 그 사이를 왔다갔다 하면서 방황하고 갈등하며 죽음을 향해 가는 것이다.

슈나이드맨이 지적하고 있듯이 '여러 국면에서 봤을 때 심리적 자기 방어로서 이들에게 알 수 없는 요소가 강하게 나타난다.'라고 생각하는 편이 좋을 것이다. 어떤 사람은 '분노'의 단계에서 어떤 사람은 '타협'의 단계에서 죽음을 맞이하게 된다.

그러나 바람직한 것은 '수용'의 단계에서 죽음을 맞이하는 것이며, 그것이야말로 호스피스의 목표이며 도달점이라고 말할 수 있을 것이다.

'죽음의 수용'에 대하여 퀴블러 로스는 다음과 같이 언급하고 있다.

"만일 환자에게 충분한 시간이 있으며 앞에서 언급한 몇 가지 단계를 거치는 데 약간의 도움을 얻을 수 있다면, 그는 자신의 '운명'에 대해 우울해 하지도 분노하지도 않는 어떤 단계에 도달한다. 그는 이미 감정을 드러낼 수 있었다. 살아있는 사람, 건강한 사람에 대한 선망, 자신의 최후를 그렇게 일찍 직면하지 않아도 되는 사람에 대한 분노 등은 다 내뱉을 수 있었다. 그는 자신을 둘러싼 많은 의미 깊은 사람들이나 장소 등을 잠시 후 모두 잃어야 한다는 그 탄식도 슬픔도 마치고 어느 정도 조용한 기대를 가지고, 다가오는 자신의 임종을 바라볼 수 있다."

죽음의 수용은 '포기'와는 다르다. 포기란 삶에 대한 절망적인 방치이다. 죽음을 수용한 환자는 주위 사람들에 대해 감사의 뜻을 나타내지만, 포기 상태의 환자는 주위에 대해 공격적 성향으로 변하거나 아무 말도 하지 않는다. 주위 사람들은 마치 종기를 만지는 듯한 느낌으로 대하게 된다.

M 씨는 정년까지 앞으로 1년 남았었다. 정년퇴직하면 부인과 여유 있게 좋아하는 여행을 즐길 계획이었다. 그런데 위암 수술을 받았을 때는 이미 손을 쓸 수가 없는 상태였다. 복통과 식욕 부진을 호소하며, 그는 전원해 왔다.

입원 후에도 갈수록 쇠약해 갈 뿐, 곧 퇴원할 예정이었던 그의 안절부절 못한 날이 갈수록 더해갔다. "고쳐주지도 않는 병원 같은데 있을 필요가 없다!"라고 말하며 점점 반항적인 태도를 보이게 되었다.

부인에게 암 통보는 처음부터 말도 안 되는 이야기였다. 이전 병원에서도 다른 병명이 붙여져 있었다. 나는 부인에게 암 통보를 권해 보았다. 지금까지의 여러 사례를 소개하고, 진실을 알리는 편이 본인에게도 가족에게도 가장 소중한 시간을 의미 있게 보낼 수 있게 되는 것이 아닐까 하고 이야기했다.

몇 번에 걸친 대화 끝에 가족과 상담한 부인의 대답은 "모든 것을 맡기겠습니다."라는 것이었다.

나는 복부초음파 검사를 하면서 알려주기로 했다. 화면에 복수와 종양음영을 나타내면서 그에게 복부 통증의 원인을 설명했다.

잠시 가만히 듣고 있던 그는 "선생님, 제가 암입니까?"라고 낮은 목소리로 질문했다. 그의 얼굴을 가만히 바라보면서 나는 고개를 끄덕였다.

순간 그의 안색이 변했다. 그리고 혼잣말하듯 '그래, 역시 뭔가 이상하다고 생각했어.'라고 중얼거리며 크게 한숨을 쉬었다. 그리고 더 이상 아무 말도 하지 않았다.

그날 밤, 나는 다시 한 번 그의 병실을 방문했다. 그는 침대에 누워 있었고 부인은 침대 옆에 앉아 있었다. 무거운 침묵이 흘렀다. 인사를 한 후 나는 말없이 서 있었다. 얼마 후 그는 입을 열어 "더 이상 살아갈 희망이 없어져 버렸다."라고 중얼거렸다.

내가 "하지만 어떤 의미에서 지금부터의 인생이 진짜 인생일지도 모릅니다."라고 말하자, "그런 거창한……. 나는 못 해."라고 반론했다.

그리고 "지금부터의 인생 설계를 다시 생각해야겠구나……"라고 덧붙이며 또 한 번 크게 한숨을 쉬었다.

암 통보는 진실을 전하는 것 자체가 목적이 아니다. 오직 하나밖에 없는 생명의 남겨진 나날을 의미 있게 보내고, 사랑하는 사람들과 후회 없는 이별을 하기 위한 주요 의미를 지니기 때문이다.

어쨌든 그의 병실을 떠나는 나의 마음은 무거웠다. 그의 "살아갈 희망이 없어져 버렸다."라는 말이 '쿵'하며 내 마음을 무겁게 짓눌렀다. "암 통보에 소극적이었던 가족을 설득해서 사실을 알린 것은 잘못이었을까? 자살까지는 하지 않더라도 그가 절망적인 말만을 계속하여 가족이 견딜 수 있을 것인가?"

그러나 그 다음날부터 그의 태도가 서서히 변하기 시작했다. 그렇게 불만을 토하며 어렵게 했던 것이 거짓말 같았다. 수줍음을 타는 그는 결코 드러내어 감사할 줄 모르는 사람이었다.

그런데 내게 "우리 마누라는 참 좋은 마누라다. 지금까지 불평만 털어놓아 괴로웠을텐데……"라고 말하고, 부인에게는 "간호사들은 내 불평을 미소로 들어주면서 열심히 돌봐주고 있다. 그렇게 젊은 나이에…… 감동된다."라고 말하는 것이었다.

아들에게는 "손자 얼굴을 못 보겠네"라고 아쉬워하면서도 "어머니를 잘 부탁해"라고 했다. 우리는 서로 이야기를 나누며 그저 그의 변화에 놀랐다. 그리고 암 통보로부터 약 3주 후, 그는 모두에게 감사하는 가운데 편안한 마음으로 눈을 감았다.

작별인사

 '죽음의 수용' 시간은 '텔레비전이 꺼지는 때(퀴블러 로스)'이기도 하다. 이 단계가 되면 환자는 텔레비전을 켜지 않게 되고 신문이나 책도 읽지 않게 된다. 사회에서 일어나는 일이나 자신의 주위에 대해 관심이 없어지며 조용히 홀로 남아 있고 싶어 한다.

 '죽음의 수용' 단계가 되면 의식이 분명한 환자라면 대체로 같은 행동을 하게 된다. 바로 작별의 인사를 하는 것이다. 그들은 "신세 많이 졌습니다." 혹은 "지금까지 여러 가지로 감사했습니다."라는 표현으로 그 마음을 표시하는 것이다.

 이 작별의 때는 환자 자신보다 가족에게 보다 많은 도움과 붙드는 손길이 필요한 때이다. 이러한 인사를 하면 대부분의 가족은 그 것을 견디지 못한다. 그들은 죽음을 직시할 수 없으며 그것으로부터 도망치려고 한다. 그리고 가족들은 자연스레 똑같은 말을 한다.

 "그렇게 약한 모습을 보이면 안 돼요. 더 힘내셔야지!"

가족은 죽음의 시기가 가까워진 것을 알고 있으면서도, 죽음을 직시하는 것을 부정하며 그렇게 말해 버린다. 그러나 환자는 이러한 질타격려(叱咤激勵)의 말에 오히려 불안과 부담을 느낀다. 환자는 가족의 기대에 보답할 수 없다는 절망과도 비슷한 마음이 되어 버리기 때문이다.

환자는 작별할 때, 가족으로부터 '잘 살았다.'라는 칭찬의 말을 기대한다.

어느 환자는 나에게 "가족은 더 힘내라고 말하지만, 도대체 나는 어떻게 힘을 내야 할까요?"라고 물었다. 죽음을 목전에 두고 생명이 다할 때까지 분발할 수 있을 만큼 힘을 다해온 것이다.

그 때, "힘들었지요, 하지만 지금까지 정말 잘 견뎌왔습니다."라고 말해 주면 환자는 편안한 마음을 갖게 된다.

누구든지 사람은 이 세상을 떠나기 전에 인사를 하고 싶어 한다. 나 자신도 죽을 때는 그렇게 하려고 한다. 나에게 의미 있는 가족이나 친구들 그리고 도움을 준 의료인들과 꼭 마지막 감사와 작별인사를 나누고 싶어 한다. 죽어 가는 환자와 그 가족에게 있어서 이러한 작별시간을 갖는 일이 매우 중요하다.

인생을 마감할 때 사람은 어딘가에서 획을 긋고 싶어 한다. 그것이 이 세상을 떠남에 있어서 마지막 완성이 되는 것이다. 그것은 의식이 분명한 동안에 해야 할 필요가 있다. 너무 빠르다고 느껴지는 시점이라도 괜찮다. 너무 늦으면 할 수 없기 때문이다.

임종 의료에 종사하면서 이 인사가 얼마나 중요한 의미를 지니고 있는지, 나는 최근 더욱 더 느끼고 있다.

시대극에 등장하는 옛날의 임종 장면에는 머리맡에 가족과 친척을 불러 모아 마지막 말을 남기고 가는 장면이 나온다. 이 광경이 어느 정도 진실이었는지 나는 모른다. 그러나 이러한 장면이 그려져 있다는 것 자체가, 임종의 이상적인 상(像)으로서 사람들이 마음에 그려온 것일 것이다.

이전 미국의 레이건 전 대통령이 자신이 '알츠하이머 병'임을 공표(表)한 것이 화제가 되었다. 그것에 대해 신문에 여러 식자들의 코멘트가 실렸다.

공표한 이유로서 '병과 싸우는 자세와 결의를 강하게 하기 위해서'라든가, '세상에 알츠하이머 병에 대한 인식을 높이기 위해서'라든가, '낸시 여사에 대한 세상의 따뜻한 배려를 부탁했다.'라는 등 여러 해석이 나왔다. 분명 레이건 전 대통령도 공표한 대로 그러한 요소가 포함되고 있다고 생각한다.

그러나 임종 의료에 종사하고 있는 나의 경험에서 볼 때 이 공표의 첫째 의미는 '미국 국민에 대한 작별인사' 이외에 아무 것도 아니라고 직감했다. 알츠하이머병에 의한 치매가 진행된 후에는 할 수 없는 인사를 미리 한 것이라고 생각한다.

"대통령으로서 여러분들을 섬길 수 있었던 영예에 대해 감사한다. 하나님이 부르실 때 미국에 대한 사랑과 장래에 대한 낙관을 품고 나는 이 세상을 떠날 것이다. 나는 인생의 끝을 향한 여행을 떠나는 것이다."

S 씨가 사망하기 이틀 전이었다. 밤 8시경 간호사와 함께 병실

을 방문했다. 일련의 진찰이 끝난 후, 그는 나를 향해 조용하고도 천천히 이렇게 인사했다.

"선생님 참으로 신세 많이 졌습니다. 대단히 감사합니다."

나는 양손으로 그의 손을 붙잡고 "지금까지 힘들었지만, 참 잘 견뎌오셨습니다."라고 말했다. 그리고 그는 내 옆에 있는 간호사를 향해 말했다.

"간호사 선생님 도와주신 것 감사합니다. 다른 간호사 선생님께도 인사를 전해 주십시오."

나는 부인을 불렀다. 부인이 그의 손을 잡자 그는 부인을 향해 천천히 말했다.

"오랫동안 폐만 끼쳤구려. 정말 고마웠어"

부인은 흐르는 눈물을 닦으려 하지도 않은 채, S 씨의 손을 꼬옥 붙잡고 있었다. 그리고는 다른 가족 한 사람 한 사람에게 인사를 했다. 그로부터 이틀 후 모두가 지켜보는 가운데 그는 잠자듯 숨을 거두었다.

간호사 출신의 T 씨는 위암 말기였다. 입원했을 때 식욕 부진과 미열, 전신 권태감에 시달렸다.

T 씨에게 부신피질(副腎皮質) 호르몬을 투여하자, 4일 후에는 미열과 권태감이 제거되고 식사도 꽤 할 수 있게 되었다. 3개월 만

에 목욕을 한 후 기분이 좋다며 처음으로 병실에서 복도로 나와 병동 내를 산책했다.

이 약의 효과가 있었던 것은 약 1개월 정도였다. 위 부위의 불쾌감과 권태감이 증강하여 결국 다시 침대에 눕게 되었다.

어느 날 밤 그녀의 병실을 방문하자 그녀는 좀 격식을 차리는 듯한 느낌으로 이렇게 인사를 했다.

"지금까지 정말로 신세 많이 졌습니다. 대단히 감사했습니다."

그리고 한숨을 쉬고는 좀 창피한 듯이 덧붙였다.

"선생님, 이 말 너무 이른가요?"

경험 많은 간호사였던 그녀는, 아마도 많은 죽음을 곁에서 지켜보았을 것이다. 그리고 이번에는 자신에게 죽음이 다가오고 있음을 예감하면서 언제 작별인사를 할지 타이밍을 가늠하고 있었음에 틀림없었다.

나는 그녀의 손을 꼭 쥐면서 말했다.

"아니요, 아니요. 결코 너무 이르지 않습니다. 너무 늦으면 인사를 못하게 되니까요. 감사합니다. 참으로 잘 견디셨습니다."

그녀는 안심한 듯 미소 지으며 나의 손을 다시 잡았다. 그리고 그녀는 방에 있던 가족 한 사람 한 사람에게 똑같이 작별인사를 했다.

작별인사 시간이야말로 죽음을 수용하는 마지막 단계이며, 인생의 궁극적 완성의 시간이다. 그녀는 작별인사를 한지 5일만에 사망했다.

죽음의 자리에 몇 개의 시가 남겨져 있었다.

호스피스의 간호사 고상하고 나 또한 그렇게 되고저 내세(來世)에 서약한다.

닥터의 미소 부드럽고 평안한 오늘도 하루 지나간다

오늘도 또 나카가와 목사님 내실(來室)하여 기도 올리니 눈물 흐르는구나

기쁨도 슬픔도 함께 하며 일하던 친구에게 이별의 전화를 건다

내세에도 다시 태어나 간호사의 오직 한 길을 걸으련다

폐암으로 사망한 80세의 어느 남성 환자는, 다가올 죽음을 예감하면서 죽음 며칠 전부터 이틀 전까지 산소 호흡을 하며 계속해서 편지를 썼다. 총 20통 정도였다고 한다.

사후 부인은 나에게 그로부터의 마지막 작별의 편지를 건네주었다.

"선생님, 오랫동안 많은 신세를 지게 되어 진심으로 감사드립니다. 지금까지 활기차게 살아 올 수 있었던 것도 선생님의 지도와 협력과 열의 있는 치료 덕분입니다. 하루라도 더 살고 싶은 것은 본능이지만, 생명 있는 것은 한 번은 꼭 죽는 것이 운명입니다.…

마지막으로 성심성의껏 돌봐준 여러 간호사 선생님들께 감사의 마음과 안부를 전해 주십시오. 여러분의 행복을 기도하면서 헤어집니다. 감사했습니다."

사회적 존재인 인간에게 있어 스스로의 인생을 궁극적으로 완성하고 완결하기 위해서는 이 작별인사가 매우 중요한 의미를 갖고 있다.

'나와 그대'라는 저서로 유명한 철학자 마틴 부버는 "진정한 인생이란 만남이다."라고 언급하면서, "진정 살아있는 시간이란 만남이 있는 시간이다. 만남이라는 결정적 순간에 있어서 지금까지 없는 전혀 새로운 일이 우리들에게 일어나게 된다. 인간은 최고의 만남을 겪고난 후 그 이전과는 전혀 다른 인간이 되는 것이다."라고 말하고 있다.

'만남은 이별의 시작'이라고 한다. 사별은 피할 수 없는 괴로운 이 세상의 운명이다. 슬프고 외로운 이별의 나날이 호스피스 의료 현장에서는 일상 경험적인 일이다. 그러나 그와 동시에 우리 의료인은 그들로부터 귀중한 인생체험, 곧 그들과의 감동적인 만남이라는 선물을 받고 있다.

인 메모리엄에서 테니슨은 친구 하람의 죽음에 대해 다음과 같이 말했다.

"사랑하고 잃는 것은, 전혀 사랑하지 않았던 것보다 낫다(It is better to have loved and lost than never to have loved at all)." 라고······.

보다 충실한 '오늘'을
살기 위하여

병 도 즐 겨 야 지 · · · · · · ·

일반적으로 '상쾌함'만큼 죽음의 이미지와 거리가 먼 것은 없을 것이다. 그러나 '현실에서 죽음이 이렇게 상쾌한 것일 수 있다니!' 이것은 N 씨의 죽음을 돌보면서 내가 갖게 된 솔직한 놀라움이었다.

67세의 N 씨는 위암이었다. 암의 진행과 함께 복수와 하지 부종이 생겨 호스피스로 전원해 왔다. 일주일이 지나면서 치료의 효과가 나타나, 복수와 하지의 부종이 제거되고 식사도 조금씩이지만 맛있게 먹을 수 있게 되었다. 체력도 조금 회복되어 병원 밖으로 걸어갈 수 있게 되었다.

처음으로 외출해서 벚꽃구경을 하고 돌아왔을 때 "지금의 계절은 잠깐 외출하는 것만으로도 상쾌해져요"라고 말하며 정말로 기뻐했다.

그녀는 고베의 전통 있는 과자점을 경영하면서, 오랫동안 많은 예술가를 지원하여 키우고 있었다. 그녀의 방에는 그녀를 사랑하는 방문객이 끊이지 않았다. 특히 화가, 조각가, 음악가 등 예술가들이 방문했다. 병상에 있으면서도 그녀는 많은 사람들의 인생의 이해자이며 조언자였다.

그녀는 항상 호스피스 방안 가득히 색색의 꽃에 둘러싸여 있었다. 벽에는 그녀가 사후 미술관에 기증하기로 되어 있는 유명한 화가의 그림이 걸려 있었다.

그녀가 좋아하는 것은 레코드를 들으면서 조용하게 독서하는 것이었다. 어느 날 살짝 들어가자, 그녀는 스페인어 입문서를 읽고 있었다. 내가 보자 그녀는 "죽을 사람이 스페인어를 공부하는 것이 이상하지요?"라고 수줍은 듯이 미소지었다. 그리고 몇 번 방문한 스페인에 대해 마치 어제 있었던 일처럼 생생하게 이야기해 주었다. 그리고 "여건이 허락되면 스페인의 시골에서 살고 싶었어요"라고 덧붙였다.

입원으로부터 1개월 여 지나면서 그녀의 체력도 눈에 띄게 떨어져, 많은 방문객을 만나는 일도 점점 힘들고 고통스러워졌다.

그런 때에도 "정말로 죄송합니다. 아무쪼록 잘 말씀해 주십시오." 하며 정말로 죄송한 듯이 거절하곤 했다.

위암의 진행과 함께 구역질이 나와 때때로 토하게 되었다. 그런 때도 "좀 토했지만, 지금은 편해져서 매우 기분이 좋습니다."라고 미소지으며 말했고, 물을 마시게 해준 간호사의 손을 잡으면서 "고마워요, 오아시스의 물처럼 촉촉해졌어요"하며 감사하는 것이었다.

'죽어가는 병과 싸워가면서 어떻게 항상 미소로 살아갈 수 있는 것일까!' 어느 날 그녀는 말했다.

"병도 즐기지 않으면 재미없잖아요. 왜냐하면 지금은 살아있으니까요."

죽 은   사 람 으 로 부 터 의   편 지

　죽음 5일 전 그녀는 야근하는 간호사에게,

　"여기 온 뒤로 생명의 귀중함과 행복에 대해 배웠습니다. 저는 하나님을 믿지 않았지만, 지금은 모든 일에 대해 하나님이 관여하고 계시다고 믿습니다. 이렇게 여유 있게 말할 수 있는 것도 하나님이 주신 것이지요"라고 말했다.

　그 다음날 그녀는 "모든 것을 하나님께 맡기고 싶다."고 희망하여 침례를 받았다. 그리고 밝은 얼굴로 "하나님의 큰 팔에 안겼습니다."라고 말했다.

　드디어 죽음이 임박한 날, 그녀는 내 손을 잡으면서 "지금까지 여러 가지로 고마웠습니다. 여기에 와서 정말 좋았다고 모두에게 전해 주세요." 눈물 섞인 목소리로 말했다. 그리고 그녀는 초여름 훈풍의 어느 날, 산들바람과 같이 상쾌한 추억을 남기고 눈을 감았다.

　그 후 얼마 안 있어 그녀로부터 한 통의 편지가 배달되었다. 그것은 그녀가 서명한 인사장이었다.

　"……올해 2월 병이 재발하여 3월에 호스피스로 옮겼습니다. 여기서는 아픔도 고통도 없이 매일 쾌적한 환경 속에서 자상하고 배려된 치료를 받고, 생명이 다할 때까지 시간을 즐겁게 보내왔습니다만 저는 오늘 여행을 떠납니다.

반짝 반짝 빛나는 초여름의 태양과 상쾌한 바람 그리고 한없이 아름다운 꽃들이 지켜보는 가운데…….

지금 매우 만족하며 풍요로운 생각에 잠겨있습니다.

정말 행복합니다.

오랫동안 여러분들에게 받은 셀 수 없는 사랑을 가슴에 꼬옥 품고 갑니다.

고맙습니다. 진심으로 감사드립니다.

여러분 건강하십시오. 작별인사를 드립니다.

한 분 한 분의 행복을 기원하면서…….”

이 편지는 살아있는 동안 그녀가 친하게 지냈던 사람과 신세진 사람 앞으로 보내도록 미리 친구에게 맡겨놓은 것이었다.

그녀의 유골 일부는 그 유지에 따라 친구들의 손에 의해, 그녀가 더없이 사랑한 나라, 스페인의 앞바다 지브랄탈 해협에 조용히 뿌려졌다.

"죽음이란 그 사람의 인생이 집적되어 나오는 것이다."라는 말은 일본국립 암센터의 스기무라 타카시 명예총장의 말이다.(야나기다 쿠니오(柳田邦男), 암 50명의 용기, 文藝春秋)

N 씨와의 만남은 겨우 37일 간이었다. 그 67년 생애의 극히 일부밖에 나는 모른다. 그러나 이러한 마지막을 살아갈 수 있었던 그녀는, 아마도 그때까지 이렇게 살아왔을 것이다.

레오나르도 다 빈치는 "내가 어떻게 살 것인가를 배우고 있었을 때, 실은 어떻게 죽을 것인가를 배우고 있었던 것이다."라고 말하고 있다.

사람들은 곧잘 '인간은 살아온 것처럼 죽어간다.'라고 한다. 그것이 진실인지 아닌지 나는 모른다. 하지만 보다 나은 죽음을 맞이하는 것은 보다 나은 삶을 어떻게 살아가는가 하는 것이다.

그리고 그것은 바꾸어 말하면, 지금을 어떻게 잘 살아갈 것인가라는 질문을 우리에게 던지고 있는 것이다.

로스앤젤레스 근교의 이스트 샌 게이부르엘 바렐 호스피스를 방문했을 때 다음과 같은 시가 그 팜플렛에 쓰여 있었다.

When I was born, people were happy and smiling.

I was the only one crying.

When I died, people were sad and crying.

I was the only one happy and smiling.

내가 태어났을 때, 사람들은 기뻐 미소 짓고 있었다.

울고 있는 것은, 나 한 사람뿐이었다.

내가 죽어갈 때, 사람들은 슬퍼 울고 있었다.

기뻐 미소 짓고 있는 것은, 나 한 사람뿐이었다.

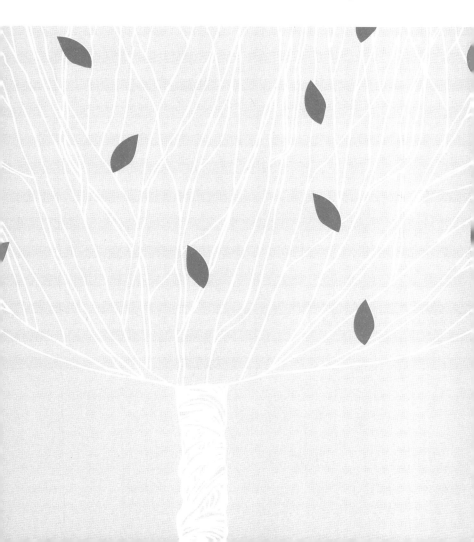

제 4 장

환자와
의사 사이

의사가 해야 할 일과 할 수 있는 일

환자 중심의 의료를
어떻게 이루나?

"의사를 정말로 신뢰할 수 없음에도 의사 없이는 해 나갈 수 없는 사실에, 인간의 큰 고민이 있다."라고 말한 사람은, 유명한 문호 괴테였다.

일본에서는 의료불신이 불거져나온지 오래다. 환자와 의사의 신뢰관계야말로 의료의 원점이다. 이러한 신뢰관계 없이 어떻게 진정한 의료를 실행할 수 있을 것인가!

1994년에 발표된 일본 여론조사협회의 전국 여론조사에서, 국민에게 확산되고 있는 의료불신의 실태를 밝혀주고 있다. 의사가 환자의 신뢰에 응해 주고 있다는 응답은, 28퍼센트에 지나지 않으며, 지난번(1975년) 조사의 64퍼센트에서 격감되었다.

이 조사는 '진단에 의문을 느꼈다.', '약이 효과가 없으며, 증상이 나빠졌다.'라고 불신을 품게 되는 구체적 체험이 있었던 사람이 전체의 반에 달하며, 의료에 대해 의사가 충분히 설명하여 동의를 얻는 '인지된 동의'가 불충분하다는 불만, 기다리는 시간에 비해 진찰이 짧은 것 등이 불신을 더욱 증폭시키고 있다고 지적하고 있다(고베 신문, 1994년 1월 5일).

현대는 거의 모든 사람이 병원에서 태어나 병원에서 죽어간다. 병원에서는 탄생부터 죽음에 이르는 실로 각양각색의 인생 드라마가 전개되고 있다. 병원은 사회의 축소판이다.

세키가와 카오 씨는 병원을 '수수께끼로 가득 찬 장소'라고 하면서 '흰 블랙 홀'이라고 표현하고 있다(좋은 병원이란 무엇인가, 小學館). 실로 아이러니한 표현이다.

병원의 세계는 많은 사람들이 이용하는 곳이면서도 일반 시민에게는 뭔가 이해할 수 없는 신비로운 공간이다. 그곳은 일반 사회로부터 단절된 비일상적인 세계이다. 병원은 사람들이 병고와 죽음의 현실을 대면하는 냉엄한 세계이자 세상의 화려한 유행, 풍속 등을 완전히 등지는 곳이 되고 만다.

어느 간호사는 "우리 직업은 인간 생활의 이면을 대합니다. 표면의 생활이 경력, 지위, 신분, 재산 등이라고 한다면 그 이면은 진정한 인간성입니다. 그것과 접하는 직업은 이쪽의 인간성도 시험받는 것입니다(하루만의 나이팅게일, 신체편, 弓立社)."라고 말하였다. 말 그대로 병원은 인생의 뒷면 세계이다. 거기서는 한 사람한 사람의 인간이 표면의 세계로부터 찢겨 나가 적나라한 하나의 인간으로 존재하고 있다.

현대는 인간의 부품화 시대이다. 환자는 장기질환별로 분류되어 병원에 수용된다. 어느 29세의 여사무원은 "병원의 의료는 전문화·분업화되어 인간을 대상으로 해야 할 의료가 지나치게 병별이나 장기별로 구분되어 있다."라고 하였다(헤이세이 환자학 환자로부터의 주문, 아사히 신문, 1995년 1월 5일).

괴롭거나 슬픈 때일수록 따뜻함과 배려를 한층 필요로 한다. 질병을 앓고 있는 것은 인간의 몸만이 아니다. 마음과 혼과 몸을 포함한 인간 전체가 앓는 것이다.

진정한 의미에 있어서 전인 치료를 어떻게 현실화할 수 있을까? 현대 의학이 지향해야 할 것은 고난과 정면으로 맞부딪치는 전인적 건강회복을 위한 의료이다.

그렇게 하기 위해서는, '환자의 병'이라기보다는 '병을 앓는 환자'라는 전인적 관점이 필요하다. 환자가 병과 싸워 고통 당하고 있는 병원이야말로 환자의 심신이 치유되는 곳이어야 한다.

이곳에서 의학의 문제는, 의학 그 자체보다 '의학 철학' 혹은 '의료윤리'라는 영역의 문제가 된다.

어느 주부는 아버지의 입원치료에 대해 다음과 같이 신문에 투고하고 있다.

"그러던 어느 날, '상태를 좋게 하기 위해 척추를 통한 약 주입을 해 보겠습니다. 할지 말지는 가족 편에서 상의해 주십시오.'라고는 말했지만, 약에 대한 설명 등은 하나도 없었고, 주입한 후 어떻게 되는지도 가르쳐 주지 않는 상태에서 '좋게 하는 방법은 이것 밖에 없습니다.'라고만 듣는다면, 의학에 대해 무지한 우리들은 당연히 '부탁드립니다.'라고 대답할 수밖에 없다.

'주사할 때는 갑작스러운 변화가 있는 경우가 있으므로 가족 분이 대기해 주십시오.'라고 덧붙였을 때 비로소 예사로운 일이 아니구나, 강력한 주사구나 정도로밖에 이해할 수 없었다. 몸을 옆으로 둥글게 누인 후, 척추에 30분간 약이 주입됐다. 주입 10분쯤부터가 참으로 고통스러운 듯했다. 참을성 있는 아버지가, '아야, 아야!' 하며 신음하는 것이다.

아버지는 이 주사를 맞은 후부터, 의사와 간호사를 매우 두려워하고, 심지어 가족까지도 믿지 않았다. ……아주 조금 연명이 가능해져도, 완치가 불가능하다는 사실을 알았더라면, 통증이라도 없는 나날을 보내게 해 드리고 싶었다.

그 때 의사가 알고 있는 모든 사실을 가족에게 설명해 주었더라면, 지금 이렇게 후회하는 일도 없었을 것이다. 나는 지금 백의를 입은 사람의 말을 믿지 않는다(아사히 신문, 1989년 9월 20일)."

환 자 가   아 니 라   인 간 ,   치 료 가   아 니 라   치 유 를

　스텐포드 대학의 뛰어난 의사였던 알렌 바보어는 '환자의 돌봄(Allen B. Barbour Caring for Patients, Stanford University Press, 1995)'이라는 책에서, '환자 중심의 돌봄'을 제언하고 있다.

　이 책은 그가 1993년의 뜻밖의 죽음 직전에 완성한 저서로, 그의 40년에 걸친 풍부한 의학교육과 임상경험에 기초하여 쓰인 귀중한 유산이다.

　그는 말한다. 현대의학은 병리생리학이나 약물치료 및 고도의 기술에 무게를 두고 있기 때문에, 환자의 심리적·사회적 배경으로부터 병에 대해 파악할 수가 없다. 환자 자신의 병에 3분의 1은 기질적 질환이며, 다른 3분의 1은 기능적 질환, 나머지 3분의 1은 분명 병에 걸려 있긴 했지만 그 실제 병의 대부분은 직접 관계가 없는 심리적·사회적 스트레스에 의해 생긴 것이었다. 따라서 진정으로 환자 중심의 돌봄을 하기 위해서는 그 병과 중대한 관련을 가지고 있는 환자의 개인적 상황에 정통해 있어야 한다.

　나아가서 그는 말한다.

　"환자중심의 만족해하는 의료란 환자가 아니라 인간, 병(disease)이 아니라 불쾌한 상태, 치료가 아니라 치유에 초점을 맞추어 단지 환자를 치료하는 것만이 아니라 환자와 협력하는 것, 병을 근절하는 것보다는 오히려 건강 달성을 지향하는 것이다."

그리고 그는 의사를 파트너로 여기면서, 건강유지와 예방의 '환자 측 책임의 중요성'을 강조하고 있다.

환자가 만족해하는 의료, 그리고 환자 중심의 의료를 어떻게 이룰 것인가에 대한 것은 실로 무겁고도 어려운 과제이다.

나 자신을 되돌아볼 때, 매일의 진료 현실은 그것과는 꽤 거리가 멀다고 할 수 있다.

현실과 이상의 틈바구니에서 고민하고 있는 것이 자신의 솔직한 모습일 것이다.

매일 아침의 병동 회진은 항상 외래 시작 시간에 쫓기는 회진이며, 외래진료는 산처럼 쌓여 있는 진료기록부의 높이를 의식하면서 하는 진료이다. 높아지면 스피드를 내고, 낮아지면 천천히 하는 식으로……. 그런 와중에 한 사람 한 사람 환자의 필요를 채워주는 의료를 실행하는 것은 그야말로 어려운 일이다.

어느 날 환자로부터,

"선생님, 지난번 여쭈어보고 싶었는데 선생님께서 '그럼, 몸조심하세요.'라는 말을 하셔서 묻고 싶은 것도 묻지 못했습니다."라는 말을 듣고 크게 반성한 적이 있었다.

일본의 보험의료 시스템은 3시간 대기에 3분 진료라는 말을 들을 정도로 단시간에 많은 환자를 진료하도록 의사에게 강요하고 있다. 예약 시스템으로 초진 환자에게 1시간, 재진 환자에게는 30분의 시간을 내고 있었던 미국의 의료와는 근본적으로 다르다.

그러나 시간이 없는 것만을 핑계 삼아서는 안 된다.

주어진 혹독한 현실 속에서 보다 나은 진료를 어떻게 이루어 갈지가 일본 의료인에게 주어진 과제이다.

올바른 신뢰관계로 연결되는
환자와 의사의 파트너십

인 지 된   동 의 (Informed   consent)란 ?

의료에 대한 불신이 메스컴에서 자주 화제가 되고 있다. 그 이유의 하나로 종종 환자와 의사의 대화 부족이 거론되고 있다. 의료분쟁의 원인은 대부분 의사의 설명부족에서 기인한다고까지 말한다.

이에 대해 일반적으로 'informed consent(사전 동의)'라는 용어를 일본에서도 그대로 사용하게 되었다. 그러나 일본에서의 내용은 유럽, 미국과는 꽤 다른 뉘앙스로 사용되고 있는 듯하다. 일본의사회는 '설명과 동의'라고 번역하고 있는데, 이것은 참으로 '적절한 번역'이라 말해도 좋을 것이다.

일본의 실제 의료 현장에서 'informed consent'는 '의사가 자신이 하고 싶은 치료를 충분히 설명하여 환자를 설득하고, 그에 대한 환자의 동의를 얻는다.'는 것을 의미하고 있기 때문이다.

거기에는 환자가 여러 가지의 치료방법 중에서 선택한다는 개념이 없다. 환자의 선택권을 강조하는 의미에서, 일본에서는 인폼드 초이스(informed choice), 즉 정보를 준 상태에서의 환자의 선택이라는 일본식 영어가 만들어졌다.

일본에서는 1994년이 되어서 비로소 일본병원협회가 'informed consent'의 지침을 만들었다.

이 지침은 '내원하신 여러분께'라는 제목의 다섯 항목과 '후기'로 구성되어 있다(일본병원협회 뉴스, 1994년 1월 25일).

다섯 항목의 골자는 다음과 같다.

1. 모든 환자를 평등하게 대한다.
2. 의료 등의 내용에 관해 쉬운 말로 설명하고, 환자가 납득하고 동의한 것을 기초로 한 상태에서 치료 등이 행해진다.
3. 진료내용 및 전원(병원을 옮김)에 관해 희망을 표명할 수 있다.
4. 의료상의 개인 정보는 보호받는다.
5. 연구 중인 치료를 권하는 경우에는 충분한 사전 설명을 받을 수 있다.

동 협회의 의료제도위원회 위원장인 이카 로쿠이찌(伊賀六一) 씨는 '후기'에서, 다음과 같이 일본의 의료상 문제점에 대해 언급하고 있다. "종래 일본에서는 의료의 주체성은 그것을 공급하는 쪽의 비중이 크며, 일방적으로 환자에게 의료를 실시하는 것이 당연하게 이루어지는 일이 많았다고 생각된다. 한편 의료를 받는 쪽도 자신의 병을 올바르게 이해한 상태에서 치료방법을 선택하는 것에 대한 충분한 이해가 없으며, 막연히 의사에게 맡기고 있는 경우도 많았다고 생각한다. 이러한 상태는 결코 올바른 신뢰 관계 속에서 의료가 행해진다고 말할 수 없다."

또한 1995년 6월, 후생성(한국의 보건복지부에 해당 - 역자 주)에서는 'informed consent'의 바람직한 모습에 대한 검토회를 통해 '환자의 이해를 얻을 수 있도록 친절하고도 정중한 설명이 갖가지 의료를 제공함에 있어서 필요 불가결'하다면서 의학교육과 연수의 충실 등을 촉구하는 내용으로 보고서를 매듭지었다.

미국 내과학회의 의학윤리지침(1992년도 판)에는 '인폼드 컨센트(informed consent)'와 함께 '인폼드 디시전(informed decision)'이란 말이 사용되고 있다.

이것은 '충분히 정보가 주어진 상태에서의 결정'이라고 번역할 수 있을 것이다. 의사가 충분한 정보와 지식을 주고, 환자는 그것에 기초하여 어떠한 치료를 받을지 결정하는 것이다.

동 지침서는 'informed consent'에 대해 다음과 같이 해설하고 있다.

　"informed consent의 개념은 어느 특정 치료에 대해 동의하는가 아닌가 하는 문제 이상의 것을 포함하고 있다. 오히려 그것은 그 동의의 내용을 문제 삼는다.

　특히 치료내용과 그것을 대신하는 치료법에 대해, 그리고 치료를 하지 않을 경우에는 어떻게 되는지에 대해 환자에게 인폼드 디시전을 할 수 있을 만큼 충분한 정보가 주어졌는가 하는 것이 문제가 된다."

　본래의 의미에서 'informed consent'를 정의하자면 '환자에게 정보를 충분히 준 상태에서 의료에 관한 환자와 의사와의 합의'라고 말할 수 있을 것이다. 거기에는 우선 의료에 관한 충분한 정보와 치료에 대한 복수의 선택 항목이 환자에게 제공되고, 의사는 전문적 입장에서 검사 및 치료에 대해 조언을 해 주는 것이다. 당연히 의사가 권하는 치료를 환자가 거부할 수도 있다.

　그럴 경우 의사는 그 범위 내에서 환자에 대해 자신이 할 수 있는 최선의 의료를 제공해야 한다. 이것은 특히 암의 치료 방침과 같이 중대한 결정을 내릴 경우에 있어서 매우 중요한 점이다. 의료행위는 어디까지나 환자와 의사의 공동작업이며, 일본에서도 진정한 의미에서 환자와 의사와의 파트너십 확립이 요구되는 것이다.

환 자 와 의 사 의 파 트 너 십

어느 병원에서 초기라고 할 수 없는 췌장암 수술을 권유받은 환자가 있었다. 그녀는 여러 사람과 상담한 후, 수술을 하고 싶지 않다는 뜻을 의사에게 전했다. 그러자 의사로부터 "그렇다면 이 병원에서는 할 일이 없으므로 다른 병원으로 가십시오."라는 말을 들어, 소개장도 없이 상담을 하러 왔다.

유감스러운 일이지만 때때로 이러한 경우를 대하게 된다(일본에서는 췌장암 수술이 적극적으로 행해지고는 있지만, 그 수술 결과는 결코 좋다고 할 수 없다. 일반적으로 환자에 생명의 질을 생각하는 미국에서는 일본만큼 적극적으로 췌장암 수술이 행해지고 있지 않다).

환자의 자기 결정권에 관해 매우 인상 깊은 경험이 있다. 그것은 미국에서의 의대생 시절, 어느 암 환자를 담당하게 되었을 때의 일이다. 나를 지도하는 내과 교수는 우선 진단 결과로 암을 통보하고 미국에서의 관례에 따라 외과적 요법, 화학 요법 및 방사선 요법의 내용과 그 부작용 그리고 각각의 생존율, 나아가서 그대로 방치한 경우는 어떻게 되는지를 말했다.

그리고는 이렇게 덧붙였다.

"의사의 입장으로는 방사선 치료를 권합니다. 그러나 치료를 받는 것은 당신 자신입니다. 당신은 어느 쪽을 선택해도 좋습니다. 당신이 어느 쪽을 선택하더라도 우리는 최선을 다해 당신을 치료할 것입니다."

진정한 의미에서 인지된 동의가 성립되기 위해서는 환자가 의사의 의향에 대해 스스럼없이 자신의 의사에 기초하여 결정 할 수 있는 환경이 필요하다. 환자는 설득되는 것이 아니라 스스로 선택할 필요가 있다.

하라는 대로 따르지 않으면 의사로부터 버림받지 않을까 하는 걱정이나 두려움 없이 환자가 스스로의 희망에 따라 살아갈 수 있는 환경이 되어야 한다.

의사는 의학적 판단을 환자에게 제시하고 환자가 적절한 결단을 내리도록 도와줄 필요가 있다.

환자가 성숙한 판단 능력이 있으며 동시에 충분한 정보가 주어진 상태에서 내린 결정이라면, 의학적으로 볼 때 불합리한 것처럼 여겨지는 결론이더라도 의사는 그것을 존중해야 한다. 그러나 동시에 의사가 양심에 반하는 치료를 하도록 요구할 권리는 환자에게 없다.

실제로는 환자가 의사의 조언에 따른 결정을 하는 경우가 거의 대부분이다. 그러나 이 정보제공과 치료결정의 '과정'이야말로 진정한 환자와 의사와의 파트너십을 형성하는 데 중요하다.

1956년 미국 내과학회지의 논문에서, 토마스 사즈와 마크 홀렌더는 '의사와 환자의 관계 기본 모델'로서 세 개의 모델을 분류하여 다음과 같이 제시하고 있다(A. M. A. Archives, Internal Medicine, 97:585-595, 1956).

제1의 관계는 부모와 유아의 관계에서 보여지는 '능동·수동'형 혹은 '가부장적 관계'형이다. 의식불명의 상태 등 스스로의 의사를 표명할 수 없는 중증 환자의 경우, 환자는 '유아'처럼 모든 것을 의사에게 맡기고 의사는 환자의 모든 것에 책임지며 부모처럼 행동한다. 의사의 역할은 치료를 베풀고, 환자는 그것을 일방적으로 받을 뿐이다.

제2의 관계는. 부모와 사춘기 자녀와의 관계에서 보여지는 '지도·협력'형이다. 심근경색, 폐렴 등 급성질환의 경우 대부분 의사판단이 결정의 주된 근거가 된다. 부모가 사춘기의 자녀를 다루듯이 의사는 환자에게 무엇을 해야 할지 지도하고 환자는 그것에 따른다.

제3의 관계는 성인끼리의 관계에서 보여지는 '상호참가형'이다. 의료에 있어서 의사와 환자는 서로 파트너로서 대한다. 환자는 전문가인 의사의 도움을 받으면서 의료에 주체적으로 관여한다.

성인병 등 많은 만성질환의 치료에서 환자와 의사는 서로 성숙한 성인으로서의 관계가 되어야 한다.

의사가 해야 할 일,
할 수 있는 일

나는 일본의 국립대학 이과 대학원을 중퇴하고 유학하여 미국의 의대에 입학했다. 그 때 일본과는 다르게 미국에서 인상적이었던 것은 수업이 정각에 시작된다는 것과 학생과 교수와의 소탈하고 친밀한 관계였다.

의대에서의 첫 강의는 전례대로 해부학이었다. 교수는 쉬는 시간이 되면 교실에 그대로 남아, 열심히 학생의 얼굴 사진첩과 실제 학생을 비교해 보고 있었다. 그리고 놀란 것은 며칠 내로 그 교수는 80명의 의대 1학년 이름을 전부 외워버린 것이었다.

캠퍼스에서 교수를 만났을 때 "하—이, 닥터???"라고 내가 인사하면, 곧바로 인사가 돌아오지 않곤 했다. 내 이름이 바로 생각나지 않는 것이다. 익숙하지 않은 일본인 이름을 그리 쉽게 외우지 못하는 것이다.

교수는 "하—이"라고 말한 후 열심히 생각해 내려고 한다. 더 이상 기다릴 수 없어 내가 자신의 이름을 대려고 하면 "기다려, 기다려."라고 말한다. 그리고는 겨우 "켄지"라고 말하며 미안한 듯이 악수를 해 주는 것이었다. 교수와의 관계에서 자신이 개인적으로 알려지고 기억된다는 것은 실로 기쁜 일이다.

어쨌든 개개인의 이름을 외우는 교수의 대단한 노력에 정말로 감탄하지 않을 수 없었다.

어느 날 해부학 교수가 10분 정도 늦게 들어온 일이 있었다. 의대생들은 모두 '왜 오늘 이렇게 늦는 것일까?' 하며 웅성거렸다. 뒤늦게 그 교수가 들어오자, 학생들은 일제히 "우리는 당신을 기다리고 있었습니다!"라는 가사를 어떤 노래의 음에 붙여 부르기 시작했다. 교수님은 거기에 맞추어 지휘자처럼 손을 흔들면서 교단까지 걸어갔다. 그리고 모두 앞에서 "갑작스러운 일이 생겨 늦었다. 정말로 미안하다."라고 사과하였다.

이러한 교수와 학생과의 관계는 일본의 대학 교육과 달라 신선한 충격이었다. 일본의 대학 수업은 대부분 교수 일방적이며 대화적 요소가 적다. 미국의 교수는 많은 준비를 하여 수업에 임하고, 학생의 이해 정도를 가늠하면서 수업을 진행시켜 간다. 학생은 수업 중에도 쉬는 시간 중에도 모르는 것은 적극적으로 질문하고 교수는 그것에 성의 있게 대답한다.

기말시험 마지막에는 교수의 평가를 기입하는 난이 있어 학생과 교수가 서로 평가하는 것이다.

미국의 제도는 의대와 법대가 함께 대학원으로 되어 있다. 일반 대학교육을 마친 후, 의대로 진학하는 것이다. 따라서 18세에 선별되는 일본과는 달리, 대학교육을 받으면서 자신의 적성을 가늠해 볼 수 있는 이점이 있다. 나의 동급생 중에는 대학에서 음악, 역사, 신학을 전공한 학생들도 있었다.

일본과 미국의 기초의학 교육을 비교해 보면, 일본은 연구 지향적이며 미국은 임상 지향적이라고 말할 수 있다.

예를 들어 일본의 대학 재학 중 의대의 생화학 강의를 이수한 적이 있었는데, 그 때의 생화학 실습은 쥐를 사용한 실험이었다. 그러나 미국에서의 생화학 실습은 병원의 일상 임상현장에서 하는 생화학 검사, 곧 혈액과 소변 등을 검사·분석하는 것이었다.

미국의 임상의학 교육은 철저하게 임상중심이다. 의대 3학년이 되면, 졸업까지의 2년간은 병동에 처박혀 인턴과 함께 행동한다. 의대생도 순번대로 당직을 서고 그 날의 입원환자를 맡게 된다.

자신의 환자를 5, 6명 정도 맡아 아침 회진 때는 지도교수에게 환자의 상태를 보고하는 것이 학생의 역할이다.

미국 의사의 졸업 후 교육 또한 실무적이다. 내가 있던 대학병원에서는 인턴이 되면, 내과의 경우 2개월 정도마다 순환기 · 호흡기 · 소화기 · 신장 · 종양 등의 각 내과 전문병동을 돈다. 이를 통해 내과 전반의 연수를 할 수 있는 시스템으로 구성되어 있다.

이 인턴 때가 가장 바쁘다.

인턴 시절을 살아남을 수 있는가 없는가는 두뇌보다도 체력문제라 말해도 좋을 정도이다. 불규칙적인 생활과 수면부족과의 싸움이다. 지도교수 · 레지던트 지도하에 인턴 서너 명이 병동에 30명 정도의 환자를 맡고 낮에는 거의 병동에 붙어서 입원환자의 검사와 치료에 임한다.

3일에 한 번 정도로 당직을 하며, 그날의 입원환자는 모두 자신이 맡게 된다. 한편 곧 입원환자의 서류, 퇴원환자의 요약을 포함한 의무기록의 기록 · 완성 등 사무 처리에 쫓긴다.

시간이 조금이라도 나면, 의무기록실로 가서 서류 완성을 먼저 해 두어야 한다.

미완성 서류가 어느 정도 정해진 수 이상 쌓이게 되면, 자동적으로 월급 정지가 기다린다. 그 서류를 끝낼 때까지 연수기간은 정지

되며 그만큼 연수기간이 연장되는 것이다.

또한 요추천자, 중심정맥이나 폐동맥 튜브 삽입 등 필요한 기초적 임상수기는 학생·인턴 시절에 습득해야 한다.

인턴이 레지던트가 되면 인턴과 의대생을 지도하기 위해 자신이 할 수 있는 기회가 없어지기 때문이다.

1년째의 인턴 수료는 필기시험이지만, 2년째의 레지던트부터는 1년에 한 번 실제 환자를 진찰하는 시험이 있다. 이 시험은 시험교관 앞에서 주어진 초면의 환자를 진단하는 것이다. 주어진 시간 내에 우선 문진으로 환자의 현재 병, 과거의 병력, 사회력 등 가능한 많은 정보를 얻은 후, 머리 끝에서부터 발 끝까지 말 그대로 완전 진찰을 한다. 그런 후 잠시의 시간이 주어지고, 그 사이에 자신의 진단 결과를 정리하고 진단 결과를 교수에게 구두로 발표하며 필요한 검사의 오더를 내린다. 교수는 오더 받은 검사에 대해 이미 나와 있는 데이터를 제공하며, 그것에 기초한 최종진단을 내리는 것이다.

여기서는 실제 임상의로서의 진단능력 뿐 아니라, 환자에 대한 말씨와 태도도 동시에 체크를 받게 된다. 이렇게 실제적 임상의로서의 능력을 테스트 받는다. 레지던트를 무사히 끝내고 전문의 시험에 합격했을 때, 비로소 전문의 자격을 얻는 것이다.

미국에서 전문의 과정을 마치고 대학의 정규 스태프가 되면 교수·부교수·조교수 등 신분은 다르더라도, 갖추어진 의사로서 서로 이름으로 부른다. 그것은 종적인 관계가 아니라 횡적인 관계이며, 의료에 있어서 환자에 대한 책임은 각자 서로가 동등하게 지게 된다. 각각의 의사가 순번으로 1, 2개월간 병동의 책임을 맡으면서 레지던트, 인턴과 학생의 지도·교육에 임한다.

이에 비해 일본의 의사 세계는 전형적인 종적 사회이다. 의대에서는 교수로부터 시작해서 조교수·강사·조교 그리고 일반 의국에 이르는 서열이 정해져 있다.

인사에 있어서도 의료에 있어서도 교수의 권한은 절대적이며, 그 종적 관계는 항상 분명하다. 그리고 대학병원의 세계는 유럽 미국과 달리, 일반적으로 닫혀진 불균형적 사회이다.

일본과 미국의 의료사정을 잘 아는 동경대학 제1내과의 쿠로카와 키요시 교수는 다음과 같이 말하고 있다.

"자신은 열심히 분발하고 있다고 생각하지만, 어느 정도의 수준인지를 다른 사람에게 평가받지 않는 기본적으로 닫혀 있는 것이 일본의 시스템이다. 미국이나 영국계의 임상연수가 뛰어난 큰 이유는 열려 있는 데에 있다고 나는 생각한다. 일본은 임상연수에 있어서도 동경 대학은 동경 대학의 방식이 있고, 쿄토 대학에는 쿄토 대학의 방식이 있으며, 이들과 관련된 병원에서도 결국은 같은 동료, 같은 계열이며 진정한 의미에서 서로 다른 방식과의 경쟁 등을 서로 피하여 마치 서로 수치를 당하지 않도록 배려하고 있는 것일까?"(의(醫)를 말한다, 西村書店)

일본에 귀국해서 의료를 시작했을 때 곧바로 필요한 것은 일본어 의학서였다. 그러나 어려웠던 것은 엄밀한 의미에 있어서 의학서의 서평이나 지침이 되는 자료가 없다는 점이었다.

서평이라 해도 있는 것은 선전하는 소개이며 그리 참고가 되지 않는 것이 대부분이다. 일본에서는 '안'과 '밖'으로 구별하고, 같은 분야의 사람들에게는 너그럽기 때문에 공정하고 객관적인 서평을 기대할 수 없다.

예를 들어 미국의 내과 학회지는 정기적으로 학회로서의 각 분야에 추천의학서를 게재하고 있다. 이 서적의 목록은 미국 내과학회의 '내과의를 위한 도서' 전문위원회가 미국 각 지역의 내과 학회의 임원, 학회지의 편집자, 의학 도서관의 전문가 등 내과학계 500명 이상의 지도적 입장에 있는 사람들의 의견을 기초로 하여 작성하는 것이다.

그렇기 때문에 회원은 목록을 참고하여 객관적으로 평가된 우수한 의학서를 선택하고 구입할 수 있다.

이것은 그저 의학 세계 만에 국한된 것이 아닌 것 같다. 나카네 치에씨는 '종적 사회의 인간관계(講談社)'에서 "모르는 사람의 것,

자신과 반대 입장에 있는 사람의 것에 대해서는 악평을 하지만 지인이나 동료, 특히 선배의 것은 '반드시'라고 해도 좋을 만큼 칭찬하고 있다."라고 언급한다. '일본의 서평 신뢰도가 매우 낮은 것'은 "결국, 손해를 보는 것은 제3자인 독자이며, 이것은 큰 사회적 마이너스이기도 하다."라며 탄식하고 있다.

미국에서는 의사와 의사의 횡적 관계가 의료에 있어서 환자와 의사의 관계에도 그대로 반영되고 있다. 일본에서 의사와 환자의 관계는 자칫하면 상하 관계 또는 지도·협력형이 되기 쉬운 경향이 있지만, 미국에서는 횡적 관계이며 파트너로서의 상호참가형이다. 환자와 의사가 같은 수준에서 대화를 하고 환자는 납득할 때까지 의사에게 질문하고 치료에 대해 적극적으로 참가한다.

미국에서 어느 일본인 유학생이 다음과 같이 말했다. "일본에 있었을 때 의사라는 존재는 환자 앞에서 웃지 않는 것이라고 생각했다.

그런데, 미국에서 의사의 진찰을 받으면서 비로소 의사의 미소를 보았다. 의사는 농담을 하며, 매우 인간미가 있고, 성의 있게 설명해 준다……."라고.

내가 미국의 병원에서 일하고 있었을 때 인상 깊게 남은 것은 의사·간호사 등 의료인이 환자에 대해 인간성 풍부하게 대하고 따뜻하게 배려하는 태도였다. 또 사람을 편안하게 하는 미국 의사의 뛰어난 화술, 유머 넘치는 대화, 상대의 마음을 충분히 존중하는 자세, 그리고 반드시 그 사람의 이름을 불러 환자와 대화를 나누는 등 나는 그들로부터 얼마나 많은 것을 배웠던가!

동경대학의 명예교수였던 오가타 토미오 씨는 '의사를 의사되게 하는 것(中央公論社)'의 내용에서 미국의 대학병원에서의 교수회진 광경을 묘사하고 있다. "미국 동부의 일류 내과교수를 방문했을 때, 이제 막 회진을 시작하는 시간이었으므로 나는 교수의 권유로 따라갔습니다. 병실에 들어가자 간호사 한 명, 담당의사, 졸업한지 얼마 되지 않은 젊은 의사가 몇 명 있는 정도였습니다. 교수는 환자에게 가까이 가서 우선 담당의 보고를 들은 후, 환자에게 친절히 말을 하고 환자의 대답을 들으면서 맥을 짚고, 조용히 담요를 걷어 항상 하듯이 조용히 타진을 한 후 청진기로 듣고, 복부 주변을 여기저기 만지면서 환자에게 이야기를 겁니다. 그리고 조용히 담요를 덮어줍니다. 어디서나 볼 수 있는 광경이지만 나는 그 동안 환자와의 오고 가는 이야기 속에서 환자에 대한 교수의 '친절한 배려'를 느꼈습니다. 그 후 의사들은 한 방에 모여 각각의 환자에 대해 서로 여러 이야기를 나눕니다. 이 형식은 제2차 세계대전 후 일본에도 도입되었지만 그 마음까지 도입되었는지 어떤지. …… 나는 현재 일본의 병원에도 이러한 분위기가 형성되어 있는 곳이 있다고 생각하지만, 일반적으로 아직도 불만의 목소리가 높다는 것은 전체적으로는 아직 거기까지 도달하지 않았다는 것이라고 생각합니다."

이것은 일반적인 미국에서의 회진 풍경이라고 말해도 좋을 것이다. 근대 외과학의 기초를 놓은 앤블러워즈 팔레 의사는 "우리는 붕대를 감고, 하나님은 치유하신다."라는 명언을 남겼다. 거기에는 생명과 생명의 부여자가 되는 하나님에 대한 경외심과, 치유하는 일을 섬긴다는 겸허함이 있다.

일본 의료의 바람직한 모습을 생각할 때, 서구의학의 '의(醫)의 마음' 근저에 있는 사상적 윤리적 배경도 함께 배울 필요성에 대해 통감하고 있다.

곧잘 일본의학은 일류, 의료는 삼류라고 말한다. 일본의 의료는 어디까지나 의사 중심의 의료이며, 환자와 관련되는 문제에 관해서는 일반적으로 말해 비교적 무관심하고 무신경하다.

그런 의미에서 의료 후진국이라 해도 과언이 아니다.

인지된 동의 결여, 대학병원일지라도 허술한 병원설비 · 병실, 커튼 한 장 뿐인 프라이버시 없는 진찰실, 불충분한 간호체제 등은 아직도 갈길이 먼 환자부재의 의료 현실을 말해 주고 있다.

의료의 책임은
의사에게 있다

'어 느 치 료 법 으 로 하 시 겠 습 니 까 ?' 라 고 물 어 와 도 ……

 의료분야에 있어서 환자의 역할을 둘러싼 많은 논쟁이 있어왔다. 특히 검사와 치료방법 결정에 있어서 환자의 주체성, 곧 환자의 선택권이 강조되고 있다.

 의료계에도 '의사는 의료의 공급자이며, 환자는 소비자이다.'라는 경제적 사고가 도입되고, 소비자 의식 차원에서 의료문제를 논하는 사람들도 존재한다. 거기서는 환자의 자기 결정권이나 환자의 자율이 뜨겁게 논의되고 있다.

 그러나 환자의 자기 결정권이라고 할지라도, 환자의 자율만이 강조되면 여러 가지 문제가 발생한다. 어떤 환자는 '환자의 권리'를 방패삼아 "내 몸이니까 내가 하고 싶은 대로 하게 두십시오. 내가 책임질 테니까……."라며 의학적으로 비상식적인 치료법을 요구해 온 적도 있었다.

또 어떤 친구는 모친의 유방암 재발 치료에 대해 의사로부터 여러 가지의 치료법을 제시받은 후, 그저 "어느 방법으로 하시겠습니까?"라는 갑작스런 질문에 당황했다고 말했다.

유방암 수술을 받은 38세의 한 여성은 "암 선고로 쇼크를 받고, 의학적으로는 문외한인 환자가 의사마저 고민하는 치료법을 선택할 수 있겠는가? '이 수술방식으로는 생존율..., 다른 요법은..., 부작용은... 어느 쪽이 좋겠습니까?'라고 물어와도, 백화점에서 넥타이를 선택하는 것과는 의미가 다르다. 생명의 선택을 비전문가인 환자에게 맡겨버리는 의료는 의(醫)의 마음을 잊어버렸다고 밖에 생각되지 않는다(가정·이 선택 유방암, 독자의 투고에서, 아사히신문, 1990년 10월 10일)."라고 말하고 있다.

철학자 나카무라 유지로 씨가 지적하고 있듯이, 의사가 의료의 전문가로서 치료를 베푸는 자이며, 환자는 의료의 문외한으로 치료를 받는 자인 한 강자와 약자와의 관계에 있다. 그러므로 의료의 장에 있어서 '가부장적인 요소를 완전히 없애는 것은 불가능하다.' 그것을 뛰어 넘기 위해서는 인간 서로의 따뜻한 배려와 신뢰 즉 '인격적 주체끼리의 관계'가 기초가 된다.

이것에 의해 의사와 환자의 관계는 "협력하여 보다 나은 의료 행위를 행하기 위한 사람과 사람과의 파트너로서의 관계"가 된다고 그는 말한다(임상의 지(知)란 무엇인가, 岩波新書).

　뉴잉글랜드 의학회는 의학계에서는 가장 권위 있는 의학지 중의 하나이다. 명 편집장이었던 잉겔핑거 의사는 자신의 암 체험에 대해 쓰고 있다. 그 제목은 '애로건스(Arrogance-지배 또는 우월이란 뜻)'이다.

책 임 은   의 사 가   져 야   한 다

그는 말한다.

"사회학자나 윤리학자가 의사의 권위주의나 퍼터널리즘에 대해 맹렬하게 비판하고 있다. 그러나 그것은 비현실적인 것이며, 나는 찬성할 수 없다. 환자는 도움이 필요하기 때문에 의사에게 온 것이다. 환자에 대해 그저 치료법을 여러 가지 나열하며 '당신의 목숨이니까 당신이 선택하십시오.'라고 말하는 의사는 자신의 책임을 포기하고 있는 것이다. 의사는 여러 가지의 치료법에 대해 장점과 단점을 설명한 후, 어느 특정의 치료법을 환자에게 권해야 할 것이다. 의사는 책임을 져야 하며 책임을 환자에게 돌려서는 안 된다. 환자는 의사가 권하는 치료를 거부할 수도 있으며, 그것은 그것으로서 전혀 문제가 되지 않는다. 그러나 특정한 치료법을 권하지 않는 의사는 자신의 책임을 포기하고 있는 것이다.

나의 개인적 경험을 이야기하자면 실은 권위 있는 결정이라는 것이 없었기 때문에 나와 나의 가족은 매우 고통스러웠다.

일년 반 전, 위와 식도의 접합부 선암에 걸렸다. 공교롭게도 그것은 나의 전문 분야였다. 그런데 수술이 무사히 끝난 시점에서 더 큰 딜레마에 빠졌다. 부작용이 강한 화학요법을 사용할 것인가?

사용한다고 하면 어느 약을 사용해야 하는가? 그리고 합병증을 일으킬 위험성이 있는 방사선 요법을 받아야 하는가 마는가? 나는 미국에 있는 친구 의사들로부터 여러 조언을 받았다. 그것들은 선의에서 나온 것이었지만 서로 어긋나는 조언이기도 했다.

그 결과 나 뿐만이 아니라 아내와 아들 부부(두 사람 다 의사였다) 그리고 다른 가족들이 혼란과 고민 속에 빠져들었다. 방황 가운데 있을 때, 어느 현명한 의사이자 친구가 '당신에게 필요한 것은 의사입니다.'라고 충고해 주었다. 그것은 나 자신의 지식이나 다른 사람의 충고를 잊어버리고, 나의 치료에 책임을 지고 무엇을 해야 할지를 지시해 주는 의사를 찾으라는 것이었다.

현명한 충고를 따랐을 때 나와 나의 가족은 불안으로부터 해방되었고, 나는 통상적인 업무로 돌아갈 수 있었다.

만일 퍼터널리즘이나 지배라는 의미에 있어서의 애로건스가 좋은 의료의 요소가 될 수 있다면, 그것은 적절하게 사용된 경우이다. 애로건스는 환자를 위해 좋게도 나쁘게도 될 수 있는 가능성이 있기 때문이다." (Ingelfinger FJ. Arrogance, The New England Journal of Medicine, Dec. 25, 1980)

이 문장은 퍼터널리즘적 경향이 강한 일본과 달리, '환자의 자율'이 강조되고 있는 미국의 의료사정을 고려하여 이해해야 한다. 그러나 엄밀한 의미에서 환자의 자율은 실제로 비현실적이며 불가능하다. 설령 그 분야전문가의 임상적 판단을 할지라도, 자신이 환자가 되면 적절한 판단과 결정을 내린다는 것이 얼마나 어려운지를 나타내고 있다.

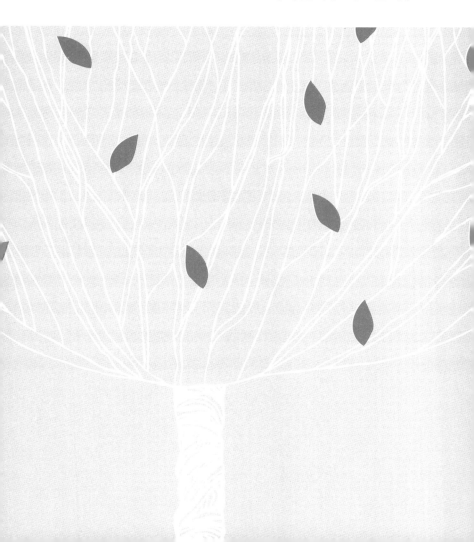

제 5 장

의(醫)의 마음은 사랑의 마음,
병원은 사랑의 장소

의학인가? 의료인가?

의(醫)의 마음은
인간의 마음

대학 명예교수 모리야 미쯔오 씨는 '생명의 존엄성에 따뜻한 배
려를 바란다.'며 다음과 같이 제언하고 있다.

"나의 장남은 대장암으로 입원하고, 재원 50일째, 47세로 사망
했습니다.

…… 나는 이전부터, 질환 부분밖에 보지 않으며, 살아있는 인간
전체를 생각하지 않고 물질로서의 장기치료에만 몰두하여 생명의
존엄성을 배려하지 않는, 즉 치료가 우선인 최근의 의학에 큰 의문
을 갖고 있었습니다.

나는 이 체험을 통해 환자와 의사의 의식 개혁이 필요함을 통감
했습니다. 그러기 위해서 특히 의사 양성 기관(의대 등)에서는 의
료기술보다 의학철학 강좌를 필수과목으로 조속히 강좌를 설치할
것을 제언합니다(나의 생(生)과 사(死), 독자의 편지로부터, 아사히

신문사, 1994년 3월 9일)."

동경대학의 미야자카 미치오 씨는 일본의 의학부에서 '의료윤리 교육의 빈곤'을 보고하고 있다(실태가 없는 일본의 의학부·의과대학의 윤리교육, 메디컬 아사히, 1995년 12월호).

그는 1995년 4월에 전국의 의학부·의과대학에서 실시한 윤리교육에 대한 설문 조사 결과를 보고하면서,

"일본에서 의료윤리를 독립된 과목으로 강의하는 의학부·의과대학은 30여 퍼센트밖에 되지 않는다는 것을 알게 되었다. 이것은 아시아 지역의 어느 나라와 비교하더라도 매우 낮은 숫자이다. 일본 이외의 거의 모든 나라에서는 7, 80퍼센트 정도의 의학부·의과대학이 독립된 의료윤리 강좌를 설치하고 있다."라고 언급하였다.

"일본에서는 의사와 과학자가 윤리문제에 대해 논의하는 기회가 매우 적다. 생명윤리학·의료윤리학의 강좌나 윤리문제에 대한 정보를 수집·분석하는 어떤 형태의 연구모체가, 중심적으로 다루어졌던 국립대학 의학부·의과대학에서마저도 존재하지 않는 것이 현 상태이다. 설령 의학부·의과대학의 교수가 의료윤리에 대해 관심을 가지고 그것을 공부하는 장이 전무하다 해도 좋을 만큼 갖추어지지 않았다.

사실 현 상태에서 정말로 심각한 것은 가르치는 쪽에 대한 재교육의 기회가 없는 것이며, 더욱 심각한 것은 그 사실을 의학교육 책임자가 그다지 심각하게 받아들이지 않는다는 것이 아닐까?"

그리고 미야자카 미치오 씨는,

"의료윤리·생명윤리의 문제 등 의료윤리의 핵심은 뇌사나 장기이식이라는 '첨단 의료기술의 시비를 가리는 공공정책상의 문제'라기보다 대다수의 의사가 경험하는 일상적인 의료행위의 윤리이다. 의료윤리 교육의 의의(意義)가 문제로 대두되는 것은 이러한 일상적인 현장에서의 윤리를 가르칠 수 있는지 아닌지에 대한 것이 아닐까?" 하고 문제를 제기하고 있다.

'인간과학으로서의 의학'을 제창하고 있는 오사카대학 명예교수 나카가와 요네조 씨는 '헤이세이 환자학 심포지움'에서 다음과 같은 흥미로운 발언을 하고 있다.

"대체로 '환자(患者)'라는 글자가 나쁘다. 입구 자를 두 개 쓰고 그것을 막대기로 빗장을 지르고 있다. 그것을 마음 위에 얹어놓고 있으므로 말을 해서는 안 된다는 것이지요. 영어로는 '페이션트', 참는다는 것도 '페이션트'라고 하지요. 그러므로 의사 앞에서 말을 해서는 안 된다, 의사 편에서도 환자에게 말을 해서는 안 된다는 것이 된다(의사가 변한다―환자가 변한다, 平成 환자 심포지엄, 메디컬 아사히, 1994년 4월호)."

명언이다. 환(患)이라는 글자는 마음 위에 입이 두 개나 있다. 환자의 마음속에는 하고 싶은 말이 많이 있지만, 그것이 빗장을 질러 봉해져 있다는 것이다.

필립 타말티 의사는 "1급 임상의는 두 가지 일인 환자에게 말을 거는 일과 환자에게 귀를 기울이는 일, 둘 다 아주 잘 구사할 수 있도록 자기 수련을 한다."라고 언급하면서, "임상의는 환자에게 말을 거는 법을 배워야 한다. 그러나 더욱 중요한 것은 우선 환자에게 말 거는 것을 좋아하게 되어야 한다. 이것이야말로 임상의로서 최대의 자산이다."라고 말하고 있다(좋은 임상의를 향해서, 醫學書院).

두 번의 식도암 수술을 받은 미카사노미야 히로히토 천왕은 "명의 분들의 서툰 화술에는 내심 실망했습니다. 비전문가도 이해하기 쉽게 설명해 주기를 진심으로 바랍니다."라고 직언하고 있다(의사가 변한다 ─ 환자가 변한다, 平成 환자 심포지엄, 메디컬 아사히, 1994년 4월호).

월터 벤자민에 의하면 고대 그리스에서는 의사를 메스 의사 (knife doctor), 약초 의사(herb doctor), 언어 의사(word doctor)의 세 종류로 나누고, 그 균형을 유지하는 것이 의사의 이상적인 형태였다고 한다. 그는 "메스는 외과적 수술로서, 약초는 내과적 약물치료로서 계승되어 있지만 현대의학에서 말은 기본적으로 경시되고 있다. 의사는 말이 가지는 힘을 알고 그것을 사용하는 기술을 습득해야 한다. 의사와 환자의 좋은 의사소통은 환자에게 희망과 신뢰를 불러 일으킨다."라고 말한다(Healing by the fundamentals, New England Journal of Medicine, 1984, p.311;595-597).

환자가 의료인에게 얼마나 신경을 쓰는지, 의사인 나도 2개월 정도의 입원 체험을 통해 뼈저리게 느꼈다. 간호사에게 부탁하고 싶은 것이 세 가지 정도 있어도 실제로는 한 가지 혹은 두 가지 정도밖에 말할 수 없다. 간호사의 눈치를 보는 것이다. 꽤 바쁜 듯한 분위기를 자아내며 병실에 들어오는 간호사에게는 왠지 이쪽도 꺼려져 입을 다문다. 그러나 밝은 미소로 들어와 한 가지나 두 가지의 부탁을 들은 후, "그밖에 불편한 것은 없으세요?"라고 한마디 덧붙여주는 간호사에게는 환자도 편안한 안도감을 느끼게 된다.

일본적십자 의료센터 외과과장 타케나카 후미요시 씨는 환자로부터 절대적 신뢰를 받고 있던 어느 '돌팔이 의사'에 대해 흥미 깊은 관찰을 하고 있다.

"내가 흥미를 갖게 된 것은 그의 인기 비밀인데, 거기에는 특별한 요소가 전혀 없었다. 비밀이라고 할 수 있는 뭔가가 없었던 것이 오히려 큰 충격이었다.

중퇴는 했지만 의대에 입학했었기 때문에 어느 정도 의학지식은 갖고 있었다. 그리고 자신의 처방에 대한 불안과 뒷일이 마음에 걸려 오히려 그로 하여금 '친절하고 정중한 의사'가 되게 했다고 말할 수 있다. 무엇보다 환자의 호소를 잘 듣고, 알기 쉽고 친절하며 자상하게 설명한다. 걱정이 되면 미리 손을 써 조처를 한다. 그가 하고 있는 것은 이것 뿐이었다. 이것이 특별한 일이 되어 버린 것은 뒤집어 보면 우리가 당연한 일을 하지 못한 것의 증명이 된다(의사가 암에 걸렸을 때, 文藝春秋)."

　T 씨는 췌장암이었다. 병의 상태가 진행돼 거동을 할 수 없게 되어 침대차로 옮겨져 왔다. 일련의 진찰이 끝난 후, 그녀는 격식을 차린 듯 나를 가만히 바라보았다.

　그리고 "죄송합니다. 신세를 지게 되어서요. 나이가 들면 어떻게 할 수가 없군요."라며 정말로 미안한 듯이 말하는 것이었다.

　나는 "이 일만은 어떻게 할 수 없지요. 순서니까요. 저도 언젠가는 누군가의 신세를 지게 되지요."라고 말했다.

　그녀는 내가 말하려고 하는 뜻을 이해하지 못한 듯 나의 얼굴을 의아하게 다시 보았다. 나는 서둘러 "T 씨는 아마도 지금까지 여러 사람을 돌봐왔겠죠. 이번엔 우리가 돌봐 드릴 차례입니다."라고 덧붙였다.

　그러자 그녀는 "선생님, 그렇게 말씀해 주시니 정말 마음이 편해집니다."라고 말하며 미소 지었다. 그 때 옆에서 말없이 있던 아들이 "감사합니다."라고 낮은 목소리로 말했다.

　어느 누구도 폐를 끼치고 싶어서 폐를 끼치는 것이 아니며, 보살핌을 받고 싶어서 보살핌을 받는 것이 아니다. 인간은 모두 자존심을 갖고 있다. 자존심은 살아있다는 증거이다. 자존심 있는 모든 사람에게 신세를 진다는 것은 실로 괴로운 일이다. 여하튼, 돌봄을 받는 사람은 돌보는 사람에게 부담을 느끼는 것이다.

어쨌든 의료의 장(場)에서는 의료인은 아무리 조심하더라도 자신도 모르게 강자와 약자의 관계가 되어버리는 것이다. 그것을 타파하기 위해, 돌보는 쪽의 겸허함과 끊임없는 노력이 필요하다. 1897년, 오슬러 의사는 존스 홉킨즈 병원 간호학교 졸업식 축사에서 "(환자가) 둘도 없는 생명의 간호를, 전혀 모르는 다른 사람에게 맡기는 것은 이 세상 최대의 시련 중 하나라고 말할 수 있을지 모른다. 환자는 침해될 수 없는 신성한 영역을 희생해 가면서 그대들의 기능과 절차에 몸을 맡긴다."라고 언급하고 있다(평정의 마음, 오슬러 박사 강연집, 醫學書院).

환자의 자존심을 존중하는 것은 의료의 기본이다. 병원이라는 의료 공동체 속에서 돌보는 자와 돌봄을 받는 자가 서로를 존중하면서 파트너로서 함께 걸어가는 것이다. 고대 로마의 철학자 키케로는 "마음, 그것이 의사로 하여금 의사 되게 한다."라고 말하고 있다. 의사에게 진정한 의미에서의 '의(醫)의 마음'이 지금처럼 요구되고 있는 때는 없다.

후생성(한국의 보건복지부에 해당 - 역자 주)의 '한창 일할 때의 암사(癌死)'라는 설문 조사에서, 어머니를 암으로 잃은 가족은 "의사도 인간성이 문제시되는 시대가 아닌가 하고 생각합니다. 특히 마음을 소유한 인간을 상대하는 일이니까요……. 머리가 좋아 의대를 졸업할 수 있는 것만으로 의사가 될 수 있는 지금 일본의 상황에도 큰 문제가 있다고 생각합니다."라고 쓰고 있다.

'통증과 싸운다(東京大學 出版會).'라는 책이 있다. 이것은 통증 전문가였던 키요하라 미치오 씨가 우측 다리에 악성 흑색종이 생겨 다리 절단수술을 받은 후 몇 번의 재발과 수술을 반복하여 결국 사망할 때까지의 기록이다. 의사였던 사람이 환자가 되고, 치료를 제공하고 받기도 하는 양쪽에서 의료를 깊이 통찰하고 있는 데에

이 책의 가치가 있다.

그는 말한다.

"환자는 절대적 약자이며, 감수성이 예민해 쓰러지기 쉽다. 그래서 의지가 되는 것, 확실한 것을 계속 추구한다. 이러한 불안을 모두 받아주는 의사를 바라는 것이다.

참고 참아서 고통이 지나갈 때를 기다리는 것도 환자다. '참을성이 없다.'라고 질타당한 사람도 있을 것이다. 몸에 해롭다며 원하는 주사를 맞지 못한 사람도 있을 것이다. 의사에게는 의사의 이론이 있으며, 환자에게는 환자의 이론이 있다.

그러나 통증은 어느 무엇과도 비교할 수 없는 최대의 고통이며 죽음을 앞둔 상태에서는 절대적인 고통이다. 최신의 지식과 기술을 모두 동원했더라도 한 마디의 말이 환자의 마음을 찔렀다면, 그 노력은 수포로 돌아가 버린다. ……환자 옆에 앉아 호소하는 바를 듣고, 몸의 통증과 마음의 아픔을 풀어주고, 진정시키기 위해 노력해 주고, 손을 잡아주는 사람……. 거기서 환자는 값진 의사상(像)을 본다."

도쿄지케이카이 의과대학 학장이었던 아베 마사카즈 씨는 '국민이 기대하는 의사상'에 대해 다음과 같이 말하고 있다. "일반인들에게 설문 조사를 해보면, 진단 및 치료에 탁월한 기술을 가진 의사를 바란다는 목소리보다 오히려 친절하고, 환자의 입장에 서서 이야기를 잘 들어주는 의사를 바란다는 답이 압도적으로 많다. ……국민의 의사에 대한 기대가 단지 기술뿐만이 아니라 환자를 인간으로서 봐달라는 항목에 가장 많이 표시되어 있다는 사실을 결코 잊어서는 안 된다.”(21세기에 기대되는 의사상, 일본의사회 잡지, 제102권 제8호)

미국의 의사들에게 있어 프란시스 피바디(Francis Peabody, 1881~1927)라는 인물의 이름은, 그 명강연 '환자의 돌봄(The Care of the Patient)'과 함께 특별한 의미를 지니고 있다. 그가 1926년 11월 26일 저녁, 하버드대학 의학부 강당에서 열린 이 강연은 그때 이래 항상 의료의 바람직한 모습을 제시해 왔다.

이 강연은 1927년 3월 19일호 미국 의사회 잡지의 서두에 게재되고, 그 직후 하버드 대학 출판회에서 재발행되었다. 나아가 역사에 남는 고전적 명강연으로서 1984년 미국 의사회지에 다시 게재되었다.

이 강연을 했을 때, 그는 44세의 의사로 한창 열심히 일하는 나이였지만 중병(위암과 간전이)과 싸우고 있었다. 그리고 강연 후 약 1년 만에 그는 사망했다. 그러한 상황 속에서, 그는 혼신을 다해 미래의 의사들에게 의료철학에 대해 말한 것이었다. 그는 아내에게 "이 짧은 강연은 내가 죽은 후, 내가 쓴 의학 논문이 잊혀진 후에도 계속 사람들의 기억에 남을 것을 확신한다."고 말했다고 한다.

그는 이 강연에서 '의학의 예술(art)'과 '의학의 과학(science)'을 대비시키면서 "가장 넓은 의미에 있어서 의료종사는 의사와 환자와의 관계 전체를 포함한다. 그것은 의학이라는 과학에 뿌리를 두면서, 어느 과학의 영역에도 포함되지 않는 것으로 이루어진 예술이다. 의학의 예술과 의학의 과학은 서로 대립하는 것이 아니라 서로 보완하는 것이다."라고 언급하며, 이 명강연을 다음과 같은 말로 끝맺고 있다.

"뛰어난 의사는 자기 환자의 모든 것을 충분히 알고 있으며, 그 지식은 고가의 값을 지불하여 터득하는 것이다. 시간과 배려, 그리고 이해와 아낌없는 노력을 쏟아야 한다.

그 결과는 의료에 있어서 최고의 만족인 인간적 유대라는 보답을 가져다준다. 의료인의 필수 자질 중 하나는 인간에 대한 관심이다. 왜냐하면 환자 돌봄의 비결은 환자를 돌보는 일 자체에 있기 때문이다."

의사는 천직이며
단순한 직업 그 이상이다

오 슬 러 의 사 의 삶

서구에서 히포클라테스와 어깨를 나란히 하는 의학사상 거인으로 알려져 있는 인물로 윌리엄 오슬러(1849-1919)가 있다. 미국의 의대에 입학했을 때, 나는 그 대학의 내과 교수로부터 한 권의 멋진 장정(裝幀)의 작은 책자를 선물로 받았다. 그것은 오슬러 의사의 '삶의 방식(A Way of Life)'이란 책이었다. 오슬러 의사는 그 후 나의 의사로서의 삶의 방식에 많은 영향을 끼치게 되는데, 이 책이야말로 나와 그와의 첫 만남이라고 할 수 있다.

그는 토론토 대학, 펜실베니아 대학에서 가르치고 존즈 홉킨스 대학 의학부의 창립에 참가했으며, 마지막은 영국의 옥스퍼드 대학에서 가르친 초일류 내과 의사였다. 그가 쓴 내과책은 당시 최고의 교과서로써 의사들 사이에 널리 읽혀졌다. 그는 오슬러 병과 오슬러 와케 병, 나아가서 오슬러 통점(痛點) 등의 최초 명명자로서

의학사에 그 이름을 남기고 있는 인물이다.

이러한 많은 학문적 업적은 물론, 그 이상으로 많은 의대생과 의사에게 '의(醫)의 마음'을 심어준 인물로 높이 평가되고 있다. 그는 그 따뜻한 인품과 빛나는 재치 그리고 개인적인 매력으로 많은 학생들로부터 사랑받고 그들에게 커다란 영향을 주었다. 현재 서구의 '의(醫)의 마음'은 그에 의해 기초가 놓여졌다고 해도 결코 과언이 아닐 것이다.

매년 열리는 미국 내과학회 기간 중, 그의 공적을 기념하여 미국 오슬러 협회의 모임이 개최되고 있다. 그의 강연집은 책으로 만들어져 미국에서는 의대 입학이나 졸업 때의 선물로서 잘 활용되고 있다.

그의 이름은 내과·병리학 서적뿐만 아니라, 의(醫)의 마음을 실천한 인물로 간호학 교과서에도 나온다. 미국의 어느 간호학 책에는 그가 학생과 함께 서민 주거지역의 병원 앞 나무 그늘에서 환자를 진찰하고 있는 아름다운 그림이 게재되어 있다.

어느 의사는 의대생 시절에 있었던 오슬러 의사와의 감동적 만남을 소개하고 있다. 그는 저학년이었기 때문에 아직 그의 임상강의를 이수할 수 없었지만 명성을 듣고 꼭 그 임상강의를 듣고 싶은 생각에 강의실 밖에서 서성거리고 있었다고 한다. 그곳에 오슬러 의사가 다가와 왜 이곳에 있는지 묻고선 그 이유를 알게 되자, 곧바로 그의 어깨를 끌어안아 강당 안으로 데리고 들어갔다는 것이다.

이 감동적인 일화는 인간성 풍부한 오슬러 의사에 교수로서의 일면을 여실히 이야기해 주고 있다.

인생은 자신을 위한 것이 아니라 다른 사람의 행복을 위한 것이다

그가 환자 한 사람 한 사람을 얼마나 소중히 여겼는지는 여러 일화를 통해 알려져 있다. 그 중에서도 '폐렴으로 숨진 자네트의 어머니의 수기'는 특히 유명하다. 이것은 간호학 교과서 등에도 자주 인용되고 있는데, 여기서도 그 일부를 인용해 보려고 한다.

"선생님은 우리 예쁜 자네트를 10월 중순부터 1개월 후 죽을 때까지 하루 두 번씩 방문해 주셨다. 자네트는 선생님이 오시는 것을 항상 간절하고 기쁜 마음으로 기다리고 있었다. 아래 문을 톡톡 살짝 두드린 후 문을 열고 들어오신다. 그러고는 등을 둥그렇게 하여 요정과 같은 모습으로 나타나, 높고 날카로운 목소리로 '동화의 나라 엄마는 계십니까, 차를 마시고 싶은데요?'라고 말씀하신다.

그가 오면 곧바로 병실은 동화의 나라로 변해 동화 나라 말로 꽃과 새에 대해 이야기하고, 또한 침대 끝에서 이쪽을 향해 앉아 있는 인형들에게 '안녕, 내가 참 좋아하는 여러분.' 하고 인사하신다. 이러는 동안 선생님은 어린 환자에 대해 알고 싶은 것을 모두 찾아내려고 하는 것이다.

······ 마지막이 가까워진 차갑고 추운 어느 날 아침, 가장 감동적인 순간이 다가왔다. 그는 양복 안주머니에서 예쁜 종이에 싼

아름다운 빨간 장미꽃을 특별한 의미가 있는 듯한 모습으로 꺼냈다. 그리고 정원에 핀 여름의 마지막 장미꽃을 보며 지나치려고 했을 때, 장미가 그와 함께 작은 연인을 만나고 싶다고 했다는 이야기를 했다.

그날 밤, 우리는 침대 옆 작은 테이블에서 동화나라의 티 파티(tea party)를 가졌다. 윌리엄 선생님은 장미꽃에게, '작은 연인'에게 그리고 엄마에게 점잖을 뺀 체하며 이야기하셨다. 그리고 들어왔을 때와 똑같은 모습으로, 살짝 발꿈치를 들면서 방에서 걸어 나가셨다.

작은 여자아이는 요정도, 인간도, 그 볼에 언제까지나 빨간 장미꽃을 유지할 수 없다는 것과 있고 싶은 만큼 언제까지나 한 곳에 머물러 있을 수 없다는 사실도 모두 알고 있었다. 그렇지만 또 하나의 홈(home)에서도 행복하게 지낼 수 있다는 것과 뒤에 남기고 가는 사람들, 특히 부모가 슬프게 생각하지 않도록 해야 할 것 등을 이해할 수 있었던 것이다.

이 소녀는 모든 것을 이해했지만 불행하지는 않았다(Cushing H., The Life of Sir William Osler(Ⅱ), Oxford University Press)."

내가 매우 감동을 받은 것은 유명한 내과 의사가 인간적으로 환자를 대하는 방법이다. 거기에는 환자를 향한 따뜻한 배려가 넘치고 있다. 환자가 어린 소녀라면, 같은 수준의 어린 심리에 맞춘 의료를 그는 온 몸과 온 마음을 쏟아 행한 것이다. 오슬러 의사의 삶은 아직 미숙한 나에게 의료의 진정한 모습을 항상 가르쳐 주고 있다.

그가 54세, 모교 토론토 대학에 초대받았을 때 의대생들을 대상으로 한 '의학으로의 길'이란 강연에서 다음과 같이 말했다.

"의학은 예술이지 장사가 아닙니다. 이것은 천직이지 결코 직업에 그치는 것이 아닙니다. 이 직업에 있어서 제군들의 마음과 두뇌는 똑같이 연마되어야 합니다. 그대들은 가정이 신뢰하는 상담역으로 아버지는 그 걱정을, 어머니는 그 슬픔을, 또한 아들들은 그 잘못을 그대들에게 가지고 올 것입니다.

그대들이 하는 일 중 적어도 3분의 1 이상은 전문의학서에 쓰여 있는 내용 이외의 것입니다. 그대들이 생(生)을 받은 것은 자신을 위해서가 아니라, 다른 사람의 행복을 위해서임을 꼭 명심해야 합니다."

병원은 인간과 인간의
사랑의 장소

고통을 받는 것은 인간이지 인간의 육체가 아니다

세계적으로 유명한 내과학 교과서인 '세실의 내과학'은 서두 '예술로서의 의학' 항목에서 "의학이란 단순한 과학이 아니다. 그것은 많은 과학에 뿌리를 두고 있으면서, 인류의 유익을 위해 적용해야 하는 책임과 의무가 지워진 학문적 직업(a learned profession)이다."라고 언급하고 있다(Cecil Textbook of medicine, 19th ed., W. B. Sanunders, p.6).

"21세기 의학의 과제는 인간의 발견이다. 환자의 고통을 완화시키는 것이 의학의 기본적 목표가 되어야 한다."

이것은 '치유의 예술(일본어 역은 '의사와 환자', 新曜社)'의 저자로서 유명한 코넬대학 의학부 교수 에릭 캐셀의 말이다. 그는 '고통의 성질과 의학의 목표(The Nature of Suffering and the Goals of Medicine, Oxford University Press, 1991)'라는 책에서 '고통'이란 문제를 축으로 한 의학철학을 추구하고 있다. 이 책의 서두에서 그는 이렇게 말하고 있다.

"어떤 의학체계가 적절한지에 대한 테스트는 고통이라는 문제에 비추어 판단되어야 한다. 이 책은 현대의학이 이 테스트에 실패했다는 것을 전제로 쓰여졌다. …(중략)… 20세기 의학의 문제는 앓는 인간이 아니라 병에 초점을 맞추는 잘못을 범한 일이다. 고난은 필연적으로 인간과 관련된 것이다. 왜냐하면 고통을 받는 것은 인간이지 인간의 육체가 아니기 때문이다.

…… 21세기 의학의 과제는 인간의 발견이다. 곧 인간 속에 있는 능력을 나타냄과 동시에 인간 속에 있는 병과 고난의 원인을 발견하고, 그 지식에 기초하여 그것을 완화시켜주는 방법을 개발하는 것이다."

그는 의료가 환자의 고통과 고난에 정면으로 맞서야 한다면서 다음과 같이 주장하고 있다.

"중한 병이 슬픔과 통증을 수반한다는 것은 슬픈 현실이다. 의료가 그것들을 해결해 주지 않으면 불행하지만, 의료가 그 고통을 증가시킨다면 한층 **더 불행하다. 적극적**으로 고통을 완화시켜 최소한도로 줄이는 것이야말로 의료의 주요한 부분이 되어야 한다. 고통은 개인적인 것이며 **환자 자신만이 고통에 대한 최종적 판단**

자가 될 수 있는 것이다."

　"환자는 의사의 지식과 조언에 기초하여 어떠한 목표(어떠한 치료가 아니라)가 자신에게 있어서 최선인지를 결정해야 한다. 그것은 환자 자신 이외에 누구도 알 수 없기 때문이다. 그 결정의 과정에서(그 운명의 한계 속에서) 환자는 자신의 목표를 세우고, 의사는 무엇을 어떻게 할 수 있는가 하는 지식을 제시하는 것이다."

그는 이 책을 다음과 같은 말로 끝맺고 있다.

"의사와 환자의 관계는 고통이 완화되는 수단이다. 고통을 효과
적으로 완화시키려면 환자와의 관계를 피할 수 없다. 관심을 가진
다는 것은 관계를 갖는 것이다. …… 불확실한 상황에서 불완전한
수단밖에 없는 경우마저도 환자를 돌보는 것이 의사의 책임이다.
이것이 사랑의 원천이며 고통을 완화시켜주는 것이야말로 의학의
주요한 목표이다. 이는 항상 진실이었고, 오늘날 역시 진실이다."

에리히 프롬은 고전적 명저 '사랑한다는 것'에서 '사랑의 수련'에
대해 말하고 있다. 그는 말한다. "사랑은 인간 속에 있는 가장 숭
고한 궁극적 욕구이다. 사랑은 인간 속에 있는 능동적인 힘이며 사
랑을 낳는 힘이다. 사랑은 나눔으로써 다른 사람을 풍요롭게 하고,
다른 사람들도 사랑을 나누는 사람이 되게 한다. 현대 사회는 자기
자신이나 동료, 자연으로부터 소외되어 있다. 사랑이란 고독한 인
간이 고독을 치유하려는 행위이며, 사랑이야말로 현실 사회생활
속에서 보다 행복하게 살아가기 위한 최고의 기술이다. 그러나 현
대인은 성공·명예·부·권력이라는 목표를 위해 거의 모든 에너
지를 소모하여, 사랑하는 기술을 배우려 하지 않는다(사랑한다는

것, 紀伊國屋書店)."

　사랑하는 일에 수련이 필요한 것처럼 '의(醫)의 마음'을 배우는데에도 수련이 필요하다. 의(醫)의 마음을 가진다는 것은 기본적으로 사랑의 마음을 가지는 것이며, 의(醫)의 실천은 본질적으로 사랑의 행위 이외의 아무 것도 아니다. '의(醫)의 마음'은 실천 속에서 환자와의 살아있는 관계를 통해 습득해야 한다.

　도쿄지케이카이 의과대학은 창립 100주년을 기념하여 설립정신을 '병을 진찰하지 말고 병자를 진찰하라'라고 표현하기로 했다고 한다(아베 마사카즈(安部政和), 강연집, 醫學書院).

　본래 의료가 다루는 것은 병이 아니라 인간이며, 의사는 '인간의 병'이 아니라 '병을 가진 인간'을 상대하는 것이다. 그렇게 하기 위해서는 인간으로서의 환자를 전인적으로 보는 시각으로 의료 의식 변혁이 필요하다. 내가 배운 미국 로마린다 대학 메디컬 센터의 '의료의 기본 이념'에는 '인간의 전인적 회복(To Make Man Whole)'이라고 쓰여 있었다. 그것은 의료의 목표란 단지 환자의 육체적 치유만이 아니라, 정신적 · 사회적 · 영적인 치유를 포함하는 것인 '전인적 건강의 회복'을 의미한다.

　인간이 병으로 고통당할 때에는 육체만 고통당하는 것이 아니다. 그 인간의 존재 자체가 고통당하는 것이다. 의료는 궁극적으로 인간의 고통에 관련된 것이다. 작가 엔도 슈샤쿠 씨는 다음과 같이 의학의 본질적 사명을 말하고 있다.

"나는 병원은 원칙적으로 인간과 인간과의 사랑의 장소이어야 한다고 생각합니다. 왜냐하면 거기서는 인간이 고통당하고 있기 때문입니다. 또한 인간이 죽어가기 때문입니다.

나는 의학이 다른 과학처럼 순수하게 과학적 학문에 그친다고 생각하지 않습니다. 왜냐하면 의학은 인간의 고통과 싸우고 치료하는 학문이기 때문입니다. 잘 부탁드립니다(엔도 슈샤쿠의 따뜻한 의료를 생각한다, 요미우리 신문사)."

대화를 통해 발전하는 환자의 가치관, 의사의 조언

1992년 미국 의학협회지에서 하버드 대학의 E. 임마누엘과 L. 임마누엘은 의사-환자 관계에 대한 네 가지 모델을 소개하고 있다 (JAMA, April, 22/29, 1992-Vol 267, No. 16:2221-2226).

첫째는 보호자 모델(Paternalistic Model)이다. 말하자면 퍼터널리즘이며, 의사의 역할은 환자의 보호자이다. 의사는 환자에게 무엇이 최선인지를 알리고, 환자는 이에 동의한다. 이 모델은 궁극적 환자의 가치관(Patient Value)을 의사가 분명히 알고 있는 것이 전제가 된다. 의사는 환자의 현재 의사(意思)에 상관없이, 환자에 있어서 최선이라고 생각되는 치료를 제공하는 것이다.

이것은 치료의 시점에서는 환자가 동의하지 않았더라도, 후에 환자가 그 치료가 최선이었음을 감사하는 것이 전제되어 있다. 의사는 환자의 자율보다 환자를 고치는 것을, 환자의 선택권보다도 환자의 건강을 중시한다. 이것은 환자의 동의를 얻는 것이 어려운 긴급사태시 치료 등의 경우에는 정당화되지만, 일반 의료현장에서는 점점 지지를 받지 못하고 있다.

둘째는 정보제공 모델(Informative Model)이다. 여기서는 환자의 자율이 강조된다. 의사의 역할은 기술적 전문가이며, 환자에게 모든 유용한 정보를 제공하고, 환자는 그 중에서 자신이 좋아하는 치료법을 선택한다. 이 때, 환자의 가치관은 환자 자신이 분명히 이해하고 있으며 그것이 변하지 않는다는 것이 전제가 되어 있다. 환자가 필요로 하고 있는 것은 단지 의학적 사실 뿐이며, 환자가 치료법의 선택과 결정권을 가진다.

셋째는 해석 모델(Interpretive Model)이다. 의사의 역할은 상담자 혹은 조언자이다. 환자의 가치관은 미숙하며, 여러 가지 서로 모순되는 가치관이 자주 있지만 그 가치관은 변할 수 있는 것이며 계몽될 수 있는 것이다. 의사는 환자가 궁극적으로 바라고 있는 것을 분명하게 해서 환자가 자신의 가치관에 따른 치료의 선택을 하도록 돕는다.

예를 들면 흡연을 하는 심장병 환자를 치료하는 경우 환자는 흡연을 하면서 동시에 건강을 바라고 있다. 의사는 환자의 보다 높은 가치관을 개발하여 보다 건강하도록 환자에게 흡연의 해로움을 설명하고 그것을 끊을 수 있도록 조언해 나가야 한다. 이 모델은 극단적으로 흐르면 퍼터널리즘으로 기울어질 위험성이 있다.

넷째는 대화 모델(Deliberative Model)이다. 의사의 역할은 친구 혹은 교사이며, 의사는 환자와의 대화를 통해 환자가 어떤 의료 상황 속에서 실현할 수 있는 최선의 가치를 결정하고 선택할 수 있도록 도와주는 것이다. 환자의 가치관은 항상 열려있어서 대화를 통해 발전해 가는 것이다.

의사는 어떤 치료가 환자에게 가장 좋은가에 대해 환자와 대화를 나눈다. 의사는 환자에게 무엇이 가능한지를 알려 주는 것에 그치지 않고 환자에 대해 숙지하고 최선의 것을 바라면서 환자에게 무엇을 해야 하는지를 조언하는 것이다. 그리고 의학적 치료에 관해 어떠한 결정이 정당한 것인지 알려 주어야 한다.

이상의 논의를 통해 그들은 대화모델이야말로 의사—환자 모델의 이상적 관계임을 결론지으면서 다음과 같이 언급하고 있다.

"과거 20~30년간 의사와 환자와의 관계를 둘러싼 토론에서는 양극단적인 자율과 퍼터널리즘에 초점이 맞추어져 왔다. 많은 사람은 환자가 자기 자신의 치료를 조절할 수 있도록 하기 위해 의사의 퍼터널리즘을 비판해 왔다. 이 사고(思考), 곧 정보제공모델은 생명윤리의 분야에서 지배적이었으며 법적인 기준이 되었다. 이 모델은 환자의 자율에 대해 잘못된 개념을 포함하고 있으며, 의사의 역할을 기술자 수준으로까지 낮춰 버렸다. 의사됨의 본질은 지식 · 이해 · 교육 · 행위로 구성되어 있으며, 그렇게 함에 있어서 환자를 배려하는 의사는 환자의 의학적 상태와 건강에 관한 가치관을 통합시켜 적절한 처방에 대해 권고하고, 그것이 정말로 가치 있는 것이라는 것을 환자에게 납득시키는 것이다."

많은 경우 일본의 의사와 환자와의 관계는 보호자 모델이며, 퍼터널리즘적 경향이 강하다. 이러한 의료현장의 실태는 개선되어야 한다. 환자 자신은 상식적 판단력을 구비하고 있고 각자 가치관을 가진 성인이며, 의사도 성인으로서 환자에 대한 적절한 대응이 필요하다.

유전학자 야나기자와 요시코 씨는 자신의 투병경험을 통해 "의사도 거만하지만, 우리도 거만하다. 의사를 포함한 모든 사람들이 삶의 방향을 새롭게 고쳐 사회가 성숙되었을 때 의료문제는 저절로 개선될 것이다."라며 "환자가 수동적으로 의사가 말하는 대로 따르는 것이 아니라, 자신의 삶의 방식에 맞는 의료를 의사와 상담하여 선택한다."는 '합의 의료'를 제창하고 있다(생명과 의료, 山手書房新社).

환자와 의사의 문제는 환자의 자율을 강조하는 것만으로는 해결될 수 없다. 자율인가 퍼터널리즘인가 하는 양자택일의 사고방식도 아마 성과 없는 토론으로 끝날 것이다.

의료는 어디까지나 공동작업이며, 성숙된 성인끼리의 인간관계로 형성되어야 할 것이다.

그러기 위해 필요한 것은 양자의 '대화'이다. 환자는 의사로부터 충분한 정보와 조언을 받고, 의사는 환자의 놓여진 상황과 그 가치관을 존중하고 이해해야 한다. 또한, 주어진 조건 속에서 서로 합의한 가운데 최선의 치료법을 선택해 가는 것이 바람직한 환자와 의사의 관계일 것이다.

그리고 기본적으로 환자와 의사의 관계에서 필요한 것은 우리 의사 자신의 도덕이며, 그 '의(醫)의 마음'의 바람직한 모습일 것이다.

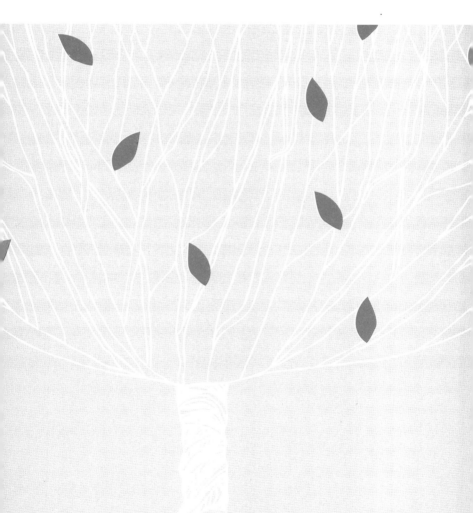

제 6 장

죽음을 살아간다,
생명이 다할 때까지 살아간다

'죽음 속의 삶'을 생각한다

죽음이란 무엇인가,
인생이란 무엇인가?

미국에서 인상 깊게 남은 것 중 하나는 묘지의 형태였다. 유령이라도 나올 것 같은 일본의 묘지와는 달리 미국의 묘지는 참 밝다. 미국을 대표하는 로스앤젤레스 교외에 있는 글렌데일의 포리스트 론이나 워싱턴 D. C.의 알링턴 묘지 등을 시작으로, 일반 지방도시에 있는 많은 묘지에 이르기까지, 그것들은 아주 넓은 잔디밭에 둘러싸여 있으며 각양각색의 꽃이 만발하는 마치 공원과 같은 분위기이다.

미국 체류 중 몇 번인가 장례식에 참석한 적이 있었다. 장례식은 엄숙하지만, 검정 일색의 일본 장례식과 같은 어두운 느낌이 들지 않는다. 사람들은 제각각의 복장을 하고 그곳에 모인다. 그 분위기는 밝다고 형용해도 좋을 정도이다.

장례식장에서 관은 반 정도 열려 있어 베일에 싸여 있고, 얼굴부터 가슴 부분까지 보이게 되어 있다. 죽은 자는 아름답게 화장한 얼굴에 아름다운 꽃으로 둘러싸여 가족과 친구들을 대면한다. 죽은 자는 화려한 의복을 입고 마치 큰 오르골 상자에 잠자는 인형처럼 관 속에 누워 있다. 장의사의 훌륭한 전문적 기술로 죽은 자는 마치 살아있는 것 같은 모습으로 가꾸어진다. 교통사고 등의 경우, 얼굴에 성형·수복이 이루어지고, 의안(義眼)이 넣어지기도 한다. 이것이 영어로 엠바밍(embalming)이라 불리우는 죽은 자를 위한 화장이다. 그것은 죽음의 슬픔을 완화하는 데에 도움이 되고 있을지도 모른다.

프랑스의 사회학자 필립 알리에스는 그의 저서 '죽음과 역사(미스즈 書房)'에서 '현대의 죽음은 사회로부터 숨겨진 죽음이다.'라고 표현하면서 다음과 같이 말하고 있다.

"서구문명에 속하는 우리들 주변에서 바로 30년 정도 전까지, 일반적으로 있어온 죽음의 모습이란 이런 것이었다. 죽어 가는 사람이 자신의 죽음을 예견하며 자녀들을 모아 놓고 유언하고, 잘못을 뉘우치며 용서를 구하고, 자신의 마지막 의사를 표명하고, 마지막에 작별인사를 하는 것이었다. 그리고 그는 모두의 손을 잡고 죽었다.

그러나 현대의 죽음은 후퇴하고, 숨겨지며 집을 떠나 병원으로 옮겨졌다. 현재 죽음은 일상적 세계에는 없으며, 현대인은 죽음이라는 것을 잊어버렸다."

일상생활의 분주함에 쫓겨 마치 영원히 살아가는 것처럼 죽음을 완전히 잊고 사는 것은 결코 현명한 삶이 아니다. 어느 순간, 인간은 뜻밖의 죽음 앞에 서게 된다. 파스칼은 "인간은 모두가 죽음을 선고받았다는 의미에서, 본질적으로 사형수와 다름이 없다."라고 언급하며, "인간은 행복하게 되기 위해 죽음에 대해 생각하지 않기로 했다(팡세, 168)."라고 말했다. 그러나 죽음을 생각하지 않는 인생이 정말로 행복을 가져다주는지는 다시 한 번 되새겨 보아야 한다.

할아버지의 죽음을 통해 배운 인간존재의 불확실함

할아버지의 죽음은 나의 인생에 있어서 최초로 가깝게 접한 죽음이었다. 그것은 고등학교 2학년 여름이었다. 부모님과 외할아버지와 넷이서 함께 보소(房總)반도의 동경만 쪽의 오누끼해안으로 해수욕을 갔다. 수영을 좋아하시는 할아버지를 기쁘게 해 드리려고 부모님이 계획한 것이었다.

도착하자마자 할아버지는 곧바로 바다를 향해 헤엄치기 시작했다. 그런데 얼마 안 있어 할아버지가 물에 빠져버렸다. 지금 생각해 보면 심장발작이었을지도 모른다. 처음 발견한 아버지가 구조해 바닷가까지 짊어지고 왔다. 곧 구조원들에게 인도되어, 해수욕장 손님용 휴게소 가옥으로 옮겨졌다. 그리고 곧바로 심폐소생술이 시작되었다.

그 때 나는 아버지와 어머니가 곁에서 시중들고 있는 그곳으로 가까이 가려고 했지만 관계자의 제지를 받아 물러서 버렸다. 새삼스럽게 "우리 할아버지다!"라고 말도 못하고, 이름을 대며 나서지 못했던 자신을 한심하게 생각하면서 해수욕을 온 다른 사람들과 함께 멀찍이 보고 있을 뿐이었다.

지금이라면 곧바로 구급차가 달려오겠지만, 그 당시에는 어느 정도 시간이 지난 후, 왕진가방을 가진 의사가 뛰어오는 것이 전부였다. 결국 얼마 못가 의사에 의해 사망선고가 내려지고, 유체(遺體)를 건네받아 집으로 돌아갔다.

그 날 밤, 내가 관을 급하게 만들게 되었고 관을 만든다는 것은 그야말로 생전 처음 하는 경험이었다.

나는 중학교 때부터 방학이 되면 학교의 목공부에서 목공실습을 하며 아르바이트를 했다. 학교는 치바의 시골에 있었던 초등학교부터 대학까지의 미션스쿨로서, 농업·원예·목공·철공·식품제조 등의 실천적 노작교육을 하고 있었다. 야채·곡식의 생산으로부터 빵 제조 및 식사조리에 이르기까지, 모든 것이 교수와 학생에 의해 이루어지고 있었다.

그 중에서도 목공부는 전통 있는 역사를 지니고 있었다. 선교사의 지도하에, 본격적으로 학교를 짓기도 했다. 그 옛날, 학생은 교사의 지도하에 전국을 다니며 교회를 짓거나 동경의 병원을 짓기도 했다. 목공부에서 나는 교사의 지도하에 학교를 수리하기도 하고 교탁 및 의자를 만들기도 했다.

그 날 밤, 나는 곧바로 목공부 선생님의 허락을 얻어 관 제작에 임했다. 여름의 깊은 밤, 넓은 목공소에서 오직 홀로 전기톱과 전기대패 소리를 울려가며 자정 넘어까지 관을 만들었다. 공장주변은 다시 정적에 싸였다. 아무도 없는 시골의 깊은 밤. 밖은 캄캄하다. 주위는 논과 밭. 밖은 개구리와 벌레 울음소리만이 울려 퍼지고 있었다.

그때 나는 자신의 생애에서 죽음이라는 현실을 정면으로 마주보게 되었다. 오늘 오후까지 그렇게 건강하셨던 할아버지와 갑작스럽게 돌아가신 할아버지. 그 건강한 생전의 모습과 죽은 모습이 교대로 눈앞에 어른거리다가 사라졌다.

생명의 덧없음, 허무함……. 죽음이란 무엇인가? 그 죽음이 나를 엄습해오면, 나는 도대체 어떻게 해야 하나? 죽음은 너무나도 두려웠다. 죽어가는 인간존재란 무엇인가? 산다는 것은 무엇인가? 인생이란 무엇인가? 인간존재의 불확실함, 그 허물어지기 쉬운 것이 여실히 다가온 것이었다.

그 여름날의 사건은 30년이 지난 오늘도 나의 뇌리에 선명하게 각인되어 있다. 그리고 2년 후 나는 어머니의 죽음을 대하게 되었다.

죽음은 갑자기 찾아온다. 나는 1994년 나고야에서의 사고 때, 중화항공기 조종사의 마지막 비명을 잊을 수 없다. 보이스 리코더의 마지막 기록에는 "끝이다! 끝이다! 파워, 파워! 아, 끝이다, 끝이다!"라고 녹음되어 있었다. 죽음을 예감한 절망적 절규이다.

이세모노가타리의 '어느 남자'가 병에 걸려 죽음을 의식한 마음을 다음과 같은 노래에 담고 있다.

어차피 가는 길이라고 거듭 들어왔지만

어제나 오늘이라고는 미처 생각지 못하였구나

사람은 생명을 부여받아
살아간다

1995년 1월 17일 오전 5시 46분, 그 때 나는 아직 침대에 있었다. 갑자기 땅에서 진동음이 들리는가 싶더니, 쿵하고 위로 퉁겨 올랐다가 떨어졌다. 그리고는 심한 옆으로의 흔들림. 정말 집이 무너져 내리는 것이 아닌가 할 정도의 충격이었다. 책장에서 책이 떨어지고, 텔레비전과 스테레오 스피커가 굴러 떨어졌다. 나의 서재는 발 디딜 틈이 없을 정도로 온통 책으로 뒤덮였다.

지진이 진정되는 것을 기다린 후, 나는 새벽의 어둠 속을 달려 병원으로 향했다. 무엇보다 입원환자가 걱정이었다. 병원의 건물 한가운데 큰 균열이 생겨 30센티 정도의 단차가 생겼다. 대지진 후, 이상할 정도의 정적과 어두움 속에서 비상등만이 켜져 있었다. 병동에서는 간호사들이 필사적으로 뛰어 돌아다니고 있었다. 걸을 수 있는 환자를 유도 피난시키고, 중환자는 업어서 옮기고, 호흡기가 장착되어 있던 환자는 백을 사용해 인공호흡을 실시하고 있었다.

지금 일어난 일의 두려움에 일부 환자는 망연해 하고, 또 다른 환자들은 공포와 추위에 떨고 있었다. 잠시 후 병원에는 다친 사람들이 계속해서 실려 왔다. 라디오가 시간마다 전하는 상황은 사태의 심각성을 나타내고 있었다. 이것이 근대적 대도시 고베 그리고 오사카와 고베 사이의 도시를 한순간에 폐허화시킨 한신 대지진의 시작이었다.

어느 초등학생은 다음과 같은 작문을 했다.

장난이 아니었다

엄청 무서웠다

살아서 다행이다

대지진 직후 아이모바라의 여학생은 다음과 같이 신문에 투고했다.

"지금까지 이불에서 자는 것을 아주 당연하다고 생각했지만, 이것마저도 행복한 일입니다. ……매일매일 평범하게 지내온 일상생활이 사실은 무너지기 매우 쉬워서 언제 무너져 내려도 이상하지 않다는 각오를 가슴에 안고, 하루를 음미하며 살아가려고 합니다 (天聲人語, 아사히 신문, 1995년 1월 26일).”

이 체험을 통해, 사람들은 무서운 대자연의 힘 앞에서 인간의 무력함을 절실하게 깨닫게 되었다. 지진 후, 처음으로 전화가 개통되었을 때 사람들의 첫마디 말은 “살아있어!”였다.

이것이야말로 죽음으로부터 기적적으로 생환한 자들의 실감에 넘친 말이었을 것이다. 삶과 죽음을 한 순간에 나눈 것은 우연이라고 밖에 말할 수 없는 상황 속에서, 그야말로 살아있다는 것 자체가 기적이었던 것이다.

둘도 없는 생명을 빼앗기고······

　대지진으로부터 9일째인 1월 26일, 81세가 되는 T 씨는 가족의 부축을 받아 병원으로 왔다. 숨쉬기가 괴로운 듯 몇 번이나 어깨를 크게 올려가며 호흡을 하고 있었다. 오른쪽 팔과 왼쪽 손목은 안쓰러울 정도로 부어 올랐으며 조금만 만져도 아파했다. 다행스럽게도, 엑스레이 검사결과 골절은 아니었지만, 심방세동이라는 부정맥을 일으키고 맥박수는 분당 150 정도의 빈맥으로, 울혈성 심부전을 합병하고 있었다. 혈중 산소는 정상치의 반밖에 되지 않으며 곧 바로 입원해 산소호흡이 시작되었다.

　그 날, 그녀의 집은 무너져 내렸다. 쓰러지는 가구에 오른팔과 손목에 타박상을 입었다. 1층이 내려앉아, 그 곳에서 잠자던 그녀의 18살 된 손녀는 시체로 발견되었다. 고등학교 졸업과 대학 수험, 봄의 대학진학을 바로 앞두고 기대 속에 기다리고 있던 때였다. T 씨는 손녀의 시체 옆에서 "할 수만 있다면 내가 대신 죽고 싶었다."며 목놓아 울었다. 그녀는 지진과 손녀의 죽음이라는 이중쇼크로 약도 음식도 먹지 않았다. 원래 심장이 약했던 T 씨에게 있어서 주차장이나 자동차 속에서 지낸 겨울 피난생활은 너무나도 가혹했다. 몸은 날로 쇠약해져 갈 뿐이었다. 그래도 그녀는 손녀의 시체 곁을 떠나려 하지 않았다. 손녀의 화장(火葬)을 아카시(明石)에서 치른 3일 후, 일단락되었다고 생각했는지 병원 근처에 사는 친척의 도움을 받아 병원에 온 것이었다.

입원할 때, 그녀는 가족에게 "모든 일에 신세를 지게 되어 미안하구나."라는 말을 툭 내뱉었다고 한다. 입원해서도 그저 "힘들다."며 눈을 감은 채 누워만 있었으며, 거의 말도 하지 않고 음식도 목구멍으로 넘어가지 않았다. 그리고 지진 재해로부터 14일째의 이른 아침, 심부전이 급변하여 손녀를 뒤따라가듯 숨을 거두었다. 한꺼번에 사랑하는 어머니와 딸을 잃은 아들의 모습이 너무도 안쓰러웠다.

어느 여성은 3살 된 어린이를 데리고 외래로 왔다. 진찰 후에 그녀는 "큰 아이를 지난번 지진으로 잃었습니다. 올해 초등학교 1학년이었을 텐데…"라고 한 마디 하고는 눈물을 글썽거렸다. 나도 모르게 눈시울이 뜨거워져 다음 말문이 막혀 버렸다. 엄마에게 바싹 붙어있는 천진난만한 남자아이의 표정은 인상적이었다.

아사히 신문의 '한 때'라는 난에 다음과 같은 투고가 게재되었다.

"나의 아들의 이름은 우에나카 다이시라고 합니다. ……열심히 입을 열고 젖가슴에 달라붙는 활발하고 몹시 귀여운 그 녀석, 하나의 인간이 완전히 떠맡겨져 있다는 책임감과 행복을 동시에 느끼며 지금까지 없었던 충족감을 경험했습니다. 날로 예뻐만 가는 그와의 생활은 놀라움과 감동의 연속이었습니다.

…… 하지만 그 아들은 이제 없습니다. 1995년 1월 17일, 아들은 나를 남기고 많은 사람들과 함께 가버렸습니다. 겨우 1년 6개월의 인생을 나와 주위 사람들 마음에 따뜻한 등불을 켜놓고 눈 깜짝할 사이에 달려간 아들……. 제발 부탁입니다. 이것을 읽어 주시는 분들께…. 아주 잠깐이라도 좋으니 우에나카 다이시라는 어린 생명이 이 세상에 있었다는 것을 생각해 주십시오. 짧은 생명을 열심히 살아간 그에 대해, 지금 한 순간만이라도 좋습니다. 그 이름을 불러 마음에 생각해 주십시오. 제발 부탁입니다(한 때, 아사히 신문 1995년 2월 5일)."

만감을 담아 써내려간 어머니의 박력 넘치는 한 마디 한 마디의 진실성에 압도되는 느낌이다. 매스컴은 6,000명이라는 엄청난 희생자를 보고했다. 그 6,000명의 죽음 배후에는 하나하나 정말 소중한 생명이 잃어버린 바 되었다는 엄숙한 사실, 그리고 6,000명의 삶을 둘러싼 많은 사람들의 탄식과 슬픔이 존재하고 있었다는 사실을 우리는 새롭게 깨닫게 되었다.

한 순간의 사건에 의해 많은 사람이 사랑하는 가족과 친한 사람들을 잃었다. 많은 사람들의 과거와 현재가 없어졌고, 미래가 크게 틀어져 버린 것이다. 왜 이런 비극이 평화스러운 일본사회에 발생한 것일까? 풍요로운 이 사회가 한 순간에 잿더미로 변해버린 것이다. 부서지기 쉽고 혹독한 현실 위에 우리는 살고 있었던 것이다.

한 사람 한 사람이 둘도 없는 소중한 삶을 살아가고 있다. 그것은 어느 누구의 것도 아닌 그 사람 고유의 인생이다. 천하보다 귀하다는 소중한 삶을 빼앗겨 버린 것이다. 이런 일이 왜 발생하는가?

'죽음 속의 삶'을 생각한다

호스피스운동에 종사해 온 친구는 전파(全破)된 집 속에서 구조되었다. 그리고 진심에서 우러나오는 다음과 같은 말을 했다. "어떻게 하면 편안한 가운데 죽을 수 있을까에 대해 생각해 왔는데, '이불 속에서 죽을 수 있는 것도 행복한 일이구나' 하고 생각했다."

지진 체험자는 이구동성으로 "그 때 이래, 눈물이 잘 나와 어찌할 바를 모르겠다."라고 말한다. 그 말을 실감할 수 있었다. 지금까지 '죽음'이라는 것은 병원 등 보이지 않는 사회 뒷면의 비일상적인 일이었다. 그런데 갑자기 사람들의 일상세계로 뛰어들어온 것이었다. 6,000명이라는 사망자가 나온 가운데 죽음이 사람들의 일상체험이 되어버린 것이었다. 죽음을 등지며 살아가고 있는 인생의 혹독한 현실을 여지없이 드러내 보인 것이다.

스스로의 힘으로 살아가고 있다고 생각하는 것은 엄청난 자만이며 사실 무언가에 의해 삶을 부여받고 있는 것이었다. 여기서 우리는 '삶 속의 죽음'이 아니라 '죽음 속의 삶'에 대해 생각해야 한다. 그리고 죽어 가는 존재인 우리는 각자에게 주어진 한정된 인생을 어떻게 살아가고 어떻게 완성해 가야 하는가에 대한 진지한 질문을 받고 있다.

이 비극 속에서 많은 사람들의 선의 · 인내 · 사랑의 실천을 발견한 것도 사실이다. 일본 각지에서 보내온 원조물자와 의연금, 곧바로 달려와 참가한 자원봉사자(그들 중 얼마나 많은 젊은이들이 참가하고 있었던가!), 인내심, 양보, 따뜻한 배려의 정신이 많은 대피소에서, 폐허로 변한 동네에서 빛을 발했다.

어떤 사람은 "사람들이 이렇게도 친절한지 실감하고 있습니다."라고 말했다. 1월의 한파가 몰아치는 속에서 많은 자원봉사자가 혼신을 다해 일하고, 피해를 입은 사람들은 서로 위로하고, "안녕하세요? 힘을 냅시다!"라는 말을 서로 주고받고 있었다. 신문지상, 광고, 현수막 등 여러 곳에 '힘내자, 고베!'라는 슬로건이 걸려 있었다.

사람들은 서로 도와주고 격려하며 고통 속을 살아가고 있다. 사람은 결코 혼자서 살아갈 수 없는 존재이다. 카즈츠지 테쯔로 씨는 "인간이란, 사람과 사람 사이에 살아가는 존재이다."라고 말했다. 실로 인간이란 글자 그 자체이다. 사람은 다른 사람과의 관계 속에서 비로소 진정한 의미의 삶을 살아갈 수 있는 것이다.

대지진의 경험 속에서, 우리는 인간의 연약함과 함께 인간의 강인함 · 훌륭한 점도 발견하였다. 모두가 행복하게 살며 풍요로운 마음을 품고 죽기 위해 우리는 '물질'사회를 초월한 새로운 가치관을 필요로 하고 있는 것이 아닐까?

'물질'사회 너머로
보여진 것

삶 의 방 향 을 재 확 인 하 다

효고 현립 히메지생활과학센터 소장 미야모토 토요코 씨는, 고베 신문에 다음과 같이 기고했다.

"그 17일, 아니 엄밀히 말해서 오전 5시 46분이란 시점에서 나의 인생은 분단되었다. 또한 지금까지의 인생에서 도대체 나는 무엇을 해 온 것인지 자문하게 되었다. 많은 인명과 재산(물질)을 순식간에 잃어버린 단계에서, 그 날까지는 '물질'에 넘친 생활과 편리한 사회의 행복감, 풍요로운 느낌에 정신없이 취해 있었다는 사실을 실감했다. ……지금까지의 생활에 대해 의문을 품기 시작함과 동시에 나의 마음속에서 '행복'의 개념이 서서히 달라져가고 있다(한신대지진 재생을 향해, 고베 신문, 1995년 4월 29일)."

평화스러운 일본사회를 한순간에 무너뜨린 한신 대지진은 우리의 가치관을 뿌리째 뒤흔들 정도의 충격적인 대사건이었다. 풍요로운 사회가 한 순간에 잿더미로 변한 것이었다. 의지하지 못할 토대 위에 우리들은 살아가고 있다. 대지진은 다시 한 번 우리들에게 삶의 방향을 재확인시켜 주고 있다.

전파(全破)된 가옥으로부터 구조된 친구는 실감나게 말한다.

"생명이 있는 것만으로 기적이며 감사하다. '물질'은 이제 필요 없다. '물질'은 이렇게 사라져 가는 것이라는 사실을 새삼 깨닫게 되었다."

아사히 신문은 1995년의 '전후 50년 특집'에서 "소중한 것(물질)은 무엇입니까?"라고 질문하면서 "잿더미와 배고픔에서부터 걷기 시작한 우리는 풍요로움의 지름길은 '물질'을 통해 이룰 수 있다고 믿었으며, 그것을 추구하며 달려왔다. 한신 대지진은 그 '물질사회'를 통격(痛擊)했다. 외형적인 풍요로움이 한 순간에 무너져 내렸다. 그리고 사람들에게 남긴 것은 무엇인가?"라고 묻고 있다 (소중한 '것(물질)'이란 무엇입니까, 전후 50년 특집, 아사히 신문, 1995년 4월 29일).

1995년은 전후 50년의 일본을 형성하고 지탱해온 '기반'이 붕괴되어버린 해였다. 한신 아와지(淡路) 대지진 · 지하철 사린 독가스 사건으로 근대적 대도시의 안전 신화가, 금융기관의 도산이나 불량채권문제로 은행의 안전 신화가, 고속 증식로 '몬쥬' 사고로 과학

기술의 안전 신화가 붕괴되었다. 고베 신문의 사설은 1995년을 되돌아보며 "실로 뭐라 형용할 수 없는 1년간이었다고 생각한다. 엄청나고, 견디기 힘들고, 어찌할 바를 몰랐던, 1995년도였다. …… 믿었던 것이, 여기저기서 휘청거린 해였다(12월 31일)."라고 썼다.

세 계 에 통 용 되 는 철 학 의 확 립

일전에, 가네보 회장 이토오 준지 씨가 현대 일본의 '물질사회'를 경고하여, '세계에 통용되는 철학'을 확립할 필요성에 대해 신문 논단에 썼다.

"정계뿐만이 아니다. 관계, 경제계, 교육계, 종교계, 문화계, 예능계도 지금 일본인의 마음속은 소수의 예외를 제외하고 거의 금전만능 철학이 뒤덮고 있다. ……일본이 지금 국제적으로 지탄을 받고 비난당하고 있는 것은 이 경제만능 철학에 기초한 집단 이기주의 이외에 다른 어떤 것 때문도 아니다.

21세기가 일본의 시대라는 사람도 있다. 그러나 이러한 철학을 가진 나라가 세계를 이끌고 존경받은 선례가 없다. ……일본인에게 있어서 지금 가장 소중한 것, 요청되고 있는 것은 경제지상주의=금전만능=이기주의의 철학에 대해 그것이 일본의 장래에 어떠한 운명을 가져다줄지를 철저히 토의하고, 분명히 세계에 통용되는 철학을 확립하는 것이다(논단, 아사히 신문, 1991년 5월 30일)."

그는 '철학을 갖고 있는 사람'이란 "인생과 세계를 생각하고, 자신의 삶의 방향에 있어서 무엇을 최고의 가치로 여기는가 하는 가치관이 분명하게 확립된 사람"이라고 설명하고 있다.

"인생이 살아갈 가치가 있는가 없는가를 판단하는 것, 이것이야 말로 철학의 근본 문제이다."라는 말은, 프랑스의 작가 알베르 까뮈에 '시지프스의 신화'의 서두에 나오는 문장이다. 대지진의 해에, 철학입문서 '소피의 세계(NHK출판)'가 베스트 셀러가 된 것은 상징적이었다. 사람들은 '물질사회'를 대신하는 새로운 삶의 방식 · 가치관을 추구하고 있는 것이다.

소피 앞으로 보낸 편지는 그녀에게 '당신은 누구?' 그리고 '세계는 어디에서 왔나?'라고 묻고 있으며, 나아가서 철학의 기본적 명제에 대해 이렇게 언급한다.

"철학자들은 사람이 빵만 먹고 살 수 없다고 생각합니다. 물론 사람은 먹지 않으면 안 됩니다. 사랑과 배려도 필요합니다. 하지만 모든 사람에게 있어서 절실한 것이 아직 남아 있습니다. 우리는 누구인가, 왜 살아가는가, 그것을 알고 싶다는 절실한 욕구를 갖고 있는 것입니다.

…… 세계는 어떻게 만들어졌는가? 지금 여기서 일어나고 있는 일 배후에는 의지와 의미가 있는가? 죽음 후의 삶은 있는가? 어떻게 하면 이러한 질문의 해답을 찾을 수 있는가?

그리고 무엇보다도, 우리는 어떻게 살아가야 하나?

이러한 것을 인간은 끊임없이 질문해왔습니다. 인간이란 무엇인가, 세계는 어떻게 생겼는가? 하는 질문을 하지 않았던 문화는 없습니다(요스타인 골덴, 소피의 세계, 池田香代子 역, NHK 출판)."

인생을 의미 있게
하는 것

인 생 은 우 리 에 게 무 엇 을 기 대 하 고 있 는 가 ?

'밤과 이슬(프랭클, 미스즈 書房)'이란 책이 있다. 이것은 젊은 유대인 정신의학자였던 프랭클이 제2차 세계대전 중 악명 높은 아우슈비츠 수용소에서 견디며 살아간 기록이다. 그는 책 속에서 항상 죽음과 직면하고 기아와 싸우며 문자 그대로 정신적·신체적으로 극한 상황에 처한 인간의 심리를 실로 감동적으로 묘사하고 있다.

수용소에 들어가자마자 소중한 가족의 사진과 결혼반지 등 몸에 지니고 있던 모든 물건을 빼앗기고 완전히 벌거벗겨진 채 머리카락마저 다 밀린 상태가 된다. 수용소 안에서 그들은 자신의 신분을 증명하는 것을 모두 빼앗기고 친한 가족과 친구, 익숙했던 환경 등 과거의 인생에 관련된 모든 것으로부터 단절당하고, 오직 수용자로서의 번호만이 왼팔에 문신으로 남아 있었다.

그들은 "(털마저 밀려) 문자 그대로 완전히 드러나게 벌거벗은 존재 이외에, 아무 것도 지니고 있지 않은 상태"를 체험하였다. 이러한 극한 상황 속에서 스스로에게 물은 것은 '자신은 도대체 누구인가? 나를 나답게 하는 요소는 무엇인가?'라는 것이었다.

그러한 상황 가운데서도 그는 이렇게 말한다. 사람은 강제수용소에 잡혀온 인간으로부터 모든 것을 빼앗을 수 있을지 모르지만 오직 한 가지는 빼앗을 수 없다. 그것은 '이것이든 저것이든 결정하는 자유'이다. 어떤 극한 상황에 있어서도, 아무리 자유가 속박된 상황 가운데서도, 인간에게는 여전히 '결정하는 자유'가 있다고 그는 단언한다.

그것은 "전형적인 수용소 죄수가 되는가, 아니면 여기에서도 여전히 인간으로서 머무르며 인간으로서의 존엄성을 지키는 한 사람의 인간이 되는가의 결정이다."

"인간이 자신의 고뇌를 자신의 십자가로서 어떻게 받아들이는가 하는 행동 속에 설사 아무리 어려운 상황에 놓여 있어도 여전히 생명의 마지막 1분까지 생명을 의미 있게 만들어 가는 풍요로운 가능성이 열려 있는 것이다."

"인생에서 기대할 수 있는 것은 더 이상 아무 것도 없다."라는 사실을 발견한 사람은 절망 속에서 목숨을 잃어간다. 이에 대해 프랭클은 인생의 의미에 대한 '코페르니쿠스적 전환(정반대로의 방향전

환—역자 주)'이 필요하다면서 다음과 같이 말하고 있다.

"여기에서 필요한 것은 생명의 의미에 대한 물음의 관점 변경이다. 즉 '인생으로부터 우리가 무엇을 더욱 기대할 수 있는가'가 문제가 아니라, '오히려 인생이 우리에게 무엇을 기대하고 있는가'가 문제인 것이다."

그는 우리들이 '살아갈 의미가 있는가?'라고 묻는 것은 애당초 잘못되었다고 말한다. 인생이야말로 우리에게 질문을 던지고 있으며, 우리는 '질문을 받고 있는 존재'인 것이다. 살아있는 것 자체를 문제 삼고 있는 것이다.

프랭클은 동료 죄수들에게 정신과 의사로서 봉사한다. 다른 사람에 대한 사랑의 봉사야말로 오히려 그를 죽음의 운명으로부터 기적적으로 구해 준 것이었다.

다른 사람에게 건네는 친절한 말 한 마디, 빵 한 조각을 나누어 주는 일, 그러한 행위야말로 살아갈 힘을 준 것이었다.

"인간의 생명은 항상 어떠한 상황에서도 의미를 갖는다."라고 단언하는 프랭클은 그 의미를 계속 추구해온 자만이 이 두려운 아우슈비츠를 견디며 살아갈 수 있었다는 놀라운 사실을 이 책을 통해 우리들에게 가르치고 있다.

프랭클은 행동을 통해 현실화되는 가치를 '창조가치', 세계(자연, 예술)의 수동적 수용에 의해 자아 속에 현실화되는 가치를 '체험가치'라고 말하고 있다. 그리고 바꿀 수 없는 운명에 대해 실현되는 가치를 '태도가치'라고 말하고 있다.

여기에서는 인간이 그 운명에 대해 어떤 '태도'를 갖느냐 하는 것이 문제가 된다. 그는 '죽음과 사랑(미스즈 書房)'에서 이렇게 말하고 있다.

"태도가치는 변할 수 없는 어떤 것과 운명적인 것을, 있는 그대로 받아들여야 할 경우 도처에서 현실화된다. 인간이 닥치는 운명적인 것을 어떻게 스스로 받아들이는가 하는 그 양식에 있어서, 측량하기 어려운 무한한 가치 가능성이 생기는 것이다. 곧 창조와 인생의 기쁨 속에서 뿐만 아니라 고뇌하는 상황에서조차도 가치는 실현되는 것이다."

프랭클은 말한다. 어떠한 어려운 상황 가운데서도 인생은 의미 있고 가치있다. 그는 '그래도 인생에 대해 예스라고 말한다.'라고 단언하면서 다음과 같이 언급하고 있다.

"인생의 의미에 무게를 더하고 있는 것은 이 세상에서의 인생이 한 번뿐이라는 것, 우리의 생애는 돌이킬 수 없다는 것, 인생을 풍요롭게 하는 행위도 인생을 완성하지 못하는 행위도 모든 것을 다시 시작할 수 없다는 것입니다.

하지만 인생에 무게를 더하고 있는 것은 한 사람 한 사람의 인생이 한 번뿐이라는 것만은 아닙니다. 매일, 매시간, 매순간이 한 번뿐이라는 것도 인생에 두렵고도 놀라운 책임의 무게를 부가하고 있는 것입니다(그래도 인생에 대해 예스라고 말한다, 春秋社)."

나아가 "산다는 것은 질문을 받는 것, 대답하는 것, 자기 자신의 인생에 책임을 지는 것이다."라고 말한다. 인생의 매순간은 둘도 없이 소중한 시간이다. 그 인생의 요구 앞에 인간이 서있는 것이다. 그 요구에 응할 수 없었던 시간은 영원히 잃어버리게 되는 것이다.

인생이란 주어진 것이 아니라 부과된 것이다. 그러므로 산다는 것이 어려우면 어려울수록 인생은 의미 있는 것이 될 가능성이 크다.

"고통과 죽음은 인생을 무의미한 것으로는 만들지 않습니다. 애당초 고통과 죽음이야말로 인생을 의미 있게 하는 것입니다."라고 프랭클은 단언한다.

상실(喪失)체험을 통해 사람은
인생의 진리를 깨닫게 된다

사 람 은 무 의 미 한 고 통 에 견 딜 수 없 다

　병이나 고통 등 인생의 고통에 직면할 때 우리는 통상 두 가지의 질문을 던진다.

　우선 첫째는 고난의 원인은 무엇인가, 어떻게 하면 원인을 제거하거나 완화시킬 수 있는지에 대한 물음이다. 이것은 외적인 질문으로 프랭클이 말하는 '창조가치'와 관련된다.

　둘째는 고통을 어떻게 대처해 살아가는가 하는 물음이다. 이것은 자기 자신에게 곧 내적인 질문이며 프랭클이 말하는 '태도가치'에 관련된다.

　'외적인 질문'은 변화가 가능한 경우에 유효하고 유익하다. 그러나 많은 경우 변화가 불가능한 혹독한 현실에 직면하게 될 때가 있다. 재난, 병, 죽음이 돌연 엄습해 온다. 그러한 현실을 어떻게 받아들여야 할 것인가? 이러한 경우에는 '내적인 질문', 곧 '태도가치'

가 보다 중요한 의미를 갖게 된다. 그것은 엄습해 오는 고통은 선택할 수는 없지만, 대처하는 우리의 태도는 자기 스스로 선택할 수 있기 때문이다.

미국의 신학자 라인홀트 니버는 다음과 같은 기도를 썼다.

하나님,

바꿀 수 있는 것에 대해,

그것을 바꿀 수 있는 용기를 우리에게 주시옵소서.

바꿀 수 없는 것에 대해서는,

그것을 받아들일 수 있는 냉정함을 주시옵소서.

그리고

바꿀 수 있는 것과 바꿀 수 없는 것을

식별하는 지혜를 주시옵소서.

(오오키 히데오(大木英夫), 종말론적 사고, 中央公論社)

니버의 기도는 우리의 마음을 울린다. 우리들은 태만하게도 얼마나 많은 바꿀 수 있는 것을 바꾸지 않고 방치해 온 것일까? 동시에 얼마나 많이 우리는 바꿀 수 없는 것을 바꾸려고 허무한 노력을 반복해 왔던 것인가! 몇 번이나 우리는 바꿀 수 없는 현실을 받아들이지 못하고 절망을 맛보아 왔던가! 그리고 이 바꿀 수 있는 것과 바꿀 수 없는 것을 분간하는 지혜를 얻는 일이 얼마나 어려운 것인가!

신학자 폴 틸리히는 '살아가는 용기(平凡社)'에서, 인간의 3대 실존적 불안으로 죽음의 불안, 죄의 불안, 무의미함의 불안을 들고 있다. 인간은 무의미한 고통에 견딜 수 없게 만들어져 있다.

러시아의 작가 도스토예프스키는 시베리아에서 4년간 사상범으로서 강제 노동소에서 복역했는데, 그 때의 체험을 이렇게 말하고 있다.

"아무리 일이 힘들어도 벽돌을 굽거나, 밭을 경작하거나, 벽을 칠하거나, 집을 짓거나 하는 것을 인간은 견딜 수 있다. 그것은 그 노동 속에 의미와 목적이 있기 때문이다.

그러나 물을 이 통에서 저 통으로 옮기고 다시 그 일을 반복하는 작업이나 모래를 절구에 넣고 찧는 작업 등은 견딜 수 없다." 그는 이렇게 말한다.

"가장 흉악한 범인마저도 두려워 떨며 듣기만 해도 소름이 끼치는 무서운 형벌을 주어 두 번 다시 일어설 수 없도록 눌러 짓밟아버리려고 한다면, 노동을 철저하게 무익하고 무의미한 것으로 만들라. 그것으로 족하다(죽음의 집의 기록, 新潮文庫)."

실존철학자 니체는 "고통에 대해 사람을 분격(憤激)하게 하는 것은, 사실은 고통 그 자체가 아니라 오히려 고통의 무의미함이다(도덕의 계보, 岩波文庫)."라고 언급하면서, "왜 사는가를 알고 있는 사람은 거의 모든 상황에 견딜 수 있다."라고 말하고 있다.

암으로 인해 오른쪽 다리를 절단하고 암 재발과 싸우면서 주어진 삶을 최선을 다해 살아간 청년 의사, 이무라 카즈시 씨는 '당연'이란 제목의 시를 썼다.

당연

이렇게 놀라운 것을, 모두는 왜 기뻐하지 않는 것일까요

당연하다는 것을

아버지가 계신다

어머니가 계신다

손이 둘 있고, 다리가 둘 있다

가고 싶은 곳에 스스로 걸어갈 수 있다

손을 뻗으면 무엇이든 집을 수 있다

소리가 들리고 목소리가 나온다

이런 행복이 있을까요

그러나 누구도 그것을 기뻐하지 않는다

당연하다고 웃어넘긴다

음식을 먹을 수 있다

밤이 되면 푹 잘 수 있고, 또 아침이 찾아온다

공기를 가슴 가득 들이 마실 수 있다

웃을 수 있다, 울 수 있다, 소리칠 수도 있다

뛰어다닐 수 있다

모두 당연한 것

이렇게 놀라운 것을, 모두는 결코 기뻐하지 않는다

그 고마움을 알고 있는 것은, 그것을 잃은 사람들뿐

왜 그럴까요

당연

(날아가는 새에게 - 그리고 아직 보지 않은 자식에게, **祥傳社**)

'당연'이란 세계에 살고 있는 사람은 '당연'의 고마움과 놀라움을 깨닫지 못한다. 모든 것이 '당연'한 것이다. 그러나 '당연'이 '당연'하지 않게 될 때, 그것은 두려운 경험이다. 그 두려움을 통해 비로소 '당연'의 고마움을 알게 된다. 고난 속에서 세계가 달라 보인다. 사람은 인생의 위기를 만날 때, 비로소 인간존재의 연약함·불안정함을 깨닫게 된다.

시마자키 토시키 씨는 '상실은 각성이다(산다는 것은 무엇인가, 岩波新書).'라고 말하고 있다. 우리들은 상실체험 속에서 지금까지 보이지 않았던 세계가 보이게 되고 몰랐던 인생의 진리를 깨닫게 된다.

많은 사람은 고난을 계기로 새로운 내적 생활로 이끌려 간다. 그러나 그 이면에서는 많은 사람이 좌절을 경험한 것도 사실이다. 고통이 인생의 장애물이 될 수도 있지만, 동시에 깊은 인생의 진실을 발견하는 계기가 될 수도 있는 것이다.

아사노 준이치 목사는 다음과 같이 말한다.

"인간 한 사람 한 사람의 생활과 마음에 크고 작은 구멍 같은 것이 있어, 그 구멍을 통해 틈새바람이 불어온다. 그 구멍을 메우고 틈새바람이 들어오지 않도록 하는 것은 중요하다. 그러나 동시에 그 구멍을 통해 무엇이 보이는가 하는 것이 더 중요한 일이 아닐까? 구멍이 나지 않았을 때 보이지 않았던 것이 그 구멍을 통해 보인다. ……아무리 괴로운 일, 힘든 일, 싫은 일이 있어도 그것을 통해 건강할 때 혹은 행복할 때와 평안할 때는 이해할 수 없었던 것을 이해하고 알 수 없었던 것을 알게된다. 그 사실에 새로운 감사와 기쁨을 느끼는 것이 아닐까(욥기, 岩波新書)?"

보 람 을   느 끼 는   것 은   사 명 감 에   있 다

한신 대지진 피해자들의 마음을 더욱 아프게 한 격려방법의 하나는 "이 정도인 것만으로도 감사해야지. 더 심한 사람들도 있으니까."하는 것이었다고 한다. 사람의 행복이나 불행은 다른 사람과의 비교에 의해 결정되는 것이 아니다. 중요한 것은 고통 당하는 사람들을 교육하거나 설교하는 것보다는 공감하는 일이다.

일본항공기 사고로 남편을 잃은 가타키리 세쯔코 씨는 그 후 10년간의 자신의 인생을 돌아보면서 다음과 같이 쓰고 있다. "나는 처음에 나보다 더 힘든 사람이 많이 있다고 생각하며 자신을 위로했습니다. 내게는 아이들이 있어 행복하다고 생각하면 조금은 편안합니다. 하지만 지금 생각해보면, 그것만으로는 일시적인 위로밖에 되지 않은 느낌이 듭니다.

절망에서 빠져 나와 자신이 살아가야 할 의미를 발견하는 것은 여간 어려운 일이 아닙니다. 모색한 끝에 도달한 것은, 사회를 위해 자신이 조금이라도 도움이 된다는 것이었습니다(재생 · 살아가는 사람들에게, '그로부터 10년' 3, 아사히 신문)."

그녀는 자신이 만든 꽃꽂이를 사진으로 찍어 그림엽서로 만들고, 수익금을 교통사고로 고아가 된 아이들을 위해 기부하기 시작했다. 그녀는 "자신이 사회에 도움이 된다는 것을 느끼면서 사는 것이 내가 앞으로 살아가야 할 의미가 되었다."라고 그녀는 말하고 있다.

살아가는 의미를 찾아 창조해 가는 이러한 삶의 방향은 프랭클의 말을 빌리면 '창조가치'의 실현이라는 것이다. 카타기리 씨는 "자신보다 더 힘든 사람이 많이 있다는 생각으로 자신을 위로했지만, 그것은 일시적인 위로에 지나지 않는다."고 언급하고 있다. 보람이라는 것은 다른 사람과의 비교로 결정되는 것이 아니며 얻어지는 것도 아니다. 여기에 있어서 유일한 문제가 되는 것은 자신의 사명 또는 가치관에 충실한 삶인가 아닌가가 문제가 되는 것이다.

정신과 의사 카미타니 미에코 씨는 '보람에 대하여(미스즈 書房)'에서 '보람을 느끼는 것과 행복을 느끼는 것의 차이'에 대해 언급하고 있다. 그녀는 "보람을 느끼는 것은 행복을 느끼는 것보다도 한층 분명하게 미래로 향하는 마음의 자세가 되는 것"이며 "보람을 느끼는 것에는 가치 인식이 포함되어 있다."라고 언급했다.

그리고 가장 보람을 느끼는 인간은 "자신의 생존목표를 분명히 자각하고, 자신이 살아있는 필요를 확신하며 그 목표를 향해 전력을 쏟고 있는 사람", 곧 "사명감에 사는 사람"이다. 그것은 "자신이 살고 있는 것에 대한 책임감이며, 인생에서 스스로가 이뤄야 할 역할이 있다는 자각이다."

나아가서 그녀는 다음과 같이 말한다. "미래를 향하는 자세가 보람이 된다. 현재는 어둡더라도 미래에 대한 희망이 있으면, 그것을 향해 가는 과정에서 현재의 보람이 있다. 살아가는 데 노력이 필요한 시간, 살아가는 것이 고통스러울 때가 오히려 삶의 충실감을 느낄 수 있다.

반대로 자신에 대해 속임수가 있는 경우에 '보람'을 잃는다. 사명감을 가지고 사는 사람에게는 자신에게 충실한 방향으로 걷고 있는지가 문제가 되며 그 목표가 올바르다고 믿는 방향에 놓여져 있다면, 사명을 다하지 못한다 하더라도 사명을 향한 과정의 어느 시점에서 죽는다 할지라도 만족할 것이다. 이에 반해 사명에 어긋나게, 속여 살아온 사람에게는 편안한 죽음마저도 허용되지 않는 것이다."

자기 본연의 인생을
살아간다

'무엇이 적합한가'를 기준으로 삼는 사회

'빨간 신호등은 함께 건너면 무섭지 않다.'라는 표현이 있다. 자신의 마음속에서 이것이 옳지 않다고 해도 모두가 하고 있으면 특별히 아무런 양심에 가책을 느끼지 않고 살아갈 수 있다는 것이다. 모두의 움직임에 몸을 맡기면서 살아가는 것은 어떤 의미에서는 편안한 삶의 방식일 것이다. 그러나 우리가 '자신의 인생'을 살아가는 데 중요한 것은 '모든 사람이 그렇게 하고 있다.'는 것이 결코 '자신이 그렇게 한다.'라는 근거는 될 수 없으며 되어서도 안 된다는 것을 깨닫는 것이다.

사회 인류학자 나카네 치에 전 동경대학 교수는 그의 저서 '종적 사회의 인간관계'에서 일본 사회에 대해 다음과 같이 말하고 있다.

"너무도 인간적인 - 사람과 사람과의 관계를 무엇보다도 우선하는 - 가치관을 가진 사회는 종교적이 아니라 도덕적이다. 곧 대인관계가 자신의 위치를 설정하는 척도가 되고, 자신의 사고를 이끌어 가는 것이다. '모두가 이렇게 말하니까', '다른 사람이 이렇게 하니까', '모두가 이렇게 하라고 하니까'라고 말하면서 자신의 생각·행동을 거기에 맞추고, 또 한편 '이러한 일은 해서는 안 된다.' '그렇게 생각하는 것은 잘못이다.' '그 사고는 고루하다.'는 표현으로 다른 사람의 사고·행동을 규제한다. ……따라서 그 사회가 놓인 조건에 따라 선악의 판단은 달라질 수 있는 것이며 종교가 기본적인 의미에서 절대성을 전제로 하는 것에 대해 도덕은 상대적인 것이다. 일본인의 사고방식이나 신조가 전쟁 전과 후에 많은 변화를 초래한 것이나 전쟁 후에서 현재까지 크게 변화하고 있는 것은 실태 자체(사회)에 가치의 척도를 두고 있기 때문이다."

일본사회에서는 '무엇이 옳은가'보다도 '무엇이 적합한가'가 기준이 된다. 융통성이 없으면 미움을 사고 융통성 있으면 좋아한다. '화합을 존중하는' 일본사회는 원리원칙을 양보해서라도 세상 혹은 사회 전체와의 평화를 유지하는 쪽이 존중된다. 이로 인해 인권·평화 등의 보편적 원칙은 종종 무시되고 신조·신교(新敎)라는 개인의 사상이나 인권이 경시되는 경향이 생겨난다.

일본과 미국의 사정을 잘 아는 니시야마 센 씨는 '일본과 미국의 가치관 차이'와 관련하여 다음과 같은 사건을 소개하고 있다.

어느 미일합병회사의 일본인 사원이 소액의 택시요금을 속여 착복했다고 한다. 그 사원은 발각되었을 때에 시말서를 쓰고 돈을 갚았다. 일본 측 관리자는 본인이 반성하고 있기 때문에 시말서만으로 용서한다고 결정했는데, 미국인 관리자는 부정직한 사원은 앞으로도 신용할 수 없다며 해고를 주장했다(天聲人語, 아사히 신문 1991년 10월 24일).

일본사회에 있어서는 '거짓말도 하나의 방편'이며, 거짓말을 해도 사과하면 된다는 것이다. 철학자 나카무라 유지로 씨는 옴 진리교 교단 사건 문제와 관련하여 일본인의 '악의 출발점이 되는 거짓말에 대한 죄의식의 결핍'에 대해 예리하게 지적하고 있다(옴 교단이 드러낸 일본인의 종교심의 맹점, 아사히 신문 1995년 5월 24일).

미국사회에서 중요시되고 있는 인간의 자질은 정직과 공정이다. 미국의 어느 여론조사에서는 자녀의 자질로서 무엇을 바라고 있느냐는 질문에 '정직'이라고 대답한 부모가 45퍼센트로 단연 우위를 차지하고 있었다.

미국에서는 의사가 되기까지 3번의 국가시험이 있다. 기초에서 임상으로 올라갈 때, 의대를 졸업할 때, 인턴이 끝났을 때까지 모두 3번이며 그제야 비로소 의사면허를 받을 수 있다. 그런데 국가

시험은 각 대학에 위탁되어 실시된다. 시험위원회로부터 시험지가 각 대학에 배달되고, 각 대학 교수의 감독 하에 치러진다. 어디까지나 각 대학의 양심과 책임 하에 국가시험을 치르는 것이다. 이것은 일본에서는 생각조차 할 수 없는 발상이다. 일본의 국가시험은 시험문제 누설과 부정을 막기 위해 수험자를 한 곳에 모아 국가공무원이 엄중히 감독하여 치러져야 한다. 거짓말이 하나의 방편으로 사용되고 그것이 버젓이 통하는 일본에서는, 공무원 혹은 공공기관밖에 신용할 수 없는 형편이 되었다.

일본의 의료에서 이상하게 느낀 것 하나는 때때로 건강진단서의 주의란에 '보건소 혹은 공립병원에서 받을 것'이라고 쓰여 있는 일이었다. 일본사회에서는 의사도 공무원밖에 신용할 수 없으며, 민간의사는 신용할 수 없다. 미국에서 진단서는 어디까지나 의사의 양심에 기초한 진실만이 기재된다. 그것은 민간병원이든 공공기관이든 관계없다.

일본에 귀국해서 미국의 운전 면허증을 바꾸려고 가까운 경찰서에 갔을 때의 일이다. 우선 미국 면허증에 기재되어 있는 것을 번역하고, 일본어 번역이 올바르다는 서류가 필요하다고 한다. 그리고 그 증명은 공무원이 한 것이어야 된다는 것이었다.

그래서 가까운 공립중학교에 가서 지방 공무원인 선생님의 도장을 받아 왔다. 공무원이기만 하면 되는 것이다. 관민을 엄밀하게 구분하고 있는 일본에서는 '민간인의 기용' 등이 기사화되곤 한다.

일본사회에서는 어떤 문제가 일어나면, 당사자 개인의 책임보다 그것을 감시해야할 공공기관의 책임이 중시되고 추궁된다. 정부는 무엇을 하고 있느냐는 비판이 곧바로 나온다.

민간은 신용할 수 없다는 것이 전제로 되어 있기 때문에 정부가 감독하고 단속해야 한다는 것이다. 국가의 퍼터널리즘이다. 알게 모르게 여러 가지 세세한 규제가 만들어지고 규제의 높이가 상승한다. 그것은 복잡하고 내실 없는 것으로 결국 껍데기만 남는다. 그야말로 규제대국이다.

이러한 사회에서는 성숙한 민주주의 사회에 필요한 개인의 양심·정직함·자율성·책임감이라는 자질은 존중되지 않으며 또한 육성되기 어렵다.

미국의 해안에서 본 수영금지 표지판에는 'Swim at your own risk(위험을 각오하고 수영하시오).'라고 쓰여 있었다. 그것은 규제가 아니라 자기의 행동에 대한 책임을 질 것을 요구하고 있는 것이었다.

"모든 사람은 한 목숨 버려도 되는 그 무언가를 가져야 한다. 그 무언가를 위해 죽지 못하는 인간은 살 가치가 없다."라고 말한 것은 미국의 흑인해방운동의 지도자이자 노벨 평화상 수상자이며, 또한 스스로의 사명을 위해 순교한 마틴 루터 킹 목사였다.

과연 우리는 그것을 위해 살고, 그것을 위해 죽을 수 있는 것을 갖고 있는가? 우리가 살아가는 데 있어 최고의 가치관이란 무엇인가? 인생의 기로에 서서 중대한 선택을 촉구할 때 기준이 되는 것은 무엇인가? 시대를 초월해 살려 한다면 시대를 초월한 가치관을 가져야 한다.

"생각도 느낌도 말로 표현하면, 모두 다른 사람의 인용 뿐."

이것은 토요대학이 모집한 '현대학생 일본 시집'에 있는 고등학교 3학년 남학생의 노래이다.

에리히 프롬은 자기 자신의 '심지' 혹은 '신념'을 가질 필요성을 설명하며 다음과 같이 말한다.

"우리는 자기 자신을 믿는다. 우리는 자신 속에 하나의 자기, 말하자면 심지 같은 것이 있다고 확신한다. 환경이 달라져도 의견이나 감정이 다소 변해도 그 심지는 온 생애를 통해 없어지지 않으며 변하지 않는다. 이 심지야말로 '나'라는 말의 배후에 있는 현실이며, '나는 나다.'라는 확신을 유지해 준다. 자신 속에 자신이 분명히 존재한다는 확신을 잃으면, '나는 나다.'라는 확신이 흔들려 다른 사람을 의지하게 된다. 그렇게 되면 그 확신을 얻을 수 있는지 아닌지는 다른 사람에게 칭찬을 받는지 아닌지에 의해 좌우된다.

자기 자신을 '믿고 있는' 자만이 다른 사람에 대해 성실할 수 있다. 왜냐하면 자신에게 신념을 갖고 있는 자만이 '자신은 장래도 현재도 같을 것이다. 따라서 자신이 예상하고 있는 대로 느끼고 행동할 것이다.'라는 확신을 가질 수 있기 때문이다. 자기 자신에 대한 신념은, 다른 사람에 대해 약속할 수 있는 필수조건이다. 그리고 니체가 말했듯이, 약속할 수 있다는 것이 인간의 최대의 특징이기 때문에 신념은 인간이 살아가기 위한 전제조건의 하나이다(사랑한다는 것, 紀伊國屋書店)."

　프랑스의 사상가 데카르트(1596-1650)는 '나는 생각한다. 고로 존재한다.'라고 말했다. '나를 나 되게 하는 것'은 자신의 사상·신조, 또는 인생의 가치관을 갖는 것이다.

　우리는 다른 사람의 평가를 가지고 사는 것이 아니다. 곧잘 '자기실현'이라는 말을 사용하는데, 진정한 의미에서의 자기실현은 출세 혹은 세상의 일반적 평가로 결정되는 것이 아니며 다른 사람이 주는 것도 아닐 것이다. 각각 자신의 과제로서 '자기실현'의 길을 걸어가야 한다. 일본 헌법은 신교의 자유를 보장하고 있지만, 반대로 그 보장은 우리를 향해 만족할 만큼 자신의 사상, 신념, 가치관을 갖고 있는가에 대한 질문을 던지고 있는 것이다.

　이전에 어디에선가 읽은 시에 다음과 같은 것이 있었다.

사람 보아도 좋다

사람 보지 않아도 좋다

우리는 핀다

1954년 9월, 세이칸 연락선 토우야마루가 태풍 15호로 인해 하코다테 바다에서 침몰하여 1155명이 사망하는 사건이 있었다. 일본 최대의 해난사고라고 불리는 토우야마루호 사건이다.

여기에 승선했던 선교사 스톤 목사가 자신의 구명조끼를 한 부인에게 건네주고, 자신은 바다 속의 '물고기 밥'이 된 실화이다.

미우라 아야코 씨의 유명한 소설 '빙점'에서 그녀는 의사인 '케이조'를 토우야마루호에 승선시킨다. 배가 파선하고 케이조는 바다에 튕겨 나가 죽음에 대한 극한 상황에 직면하게 된다. 미우라 아야코 씨는 다음과 같이 묘사하고 있다.

"죽음에 직면한 지금, 지위도 의학도 아무런 도움이 되지 않았다. 죽음에 대해 케이조는 아무런 마음의 준비도 없었다. 지금까지 의사로서 많은 죽음을 봐왔지만 그것은 다른 사람의 죽음이었다. 자신이 직접 경험한 죽음이 아니었다. 지금 케이조는 완전히 무력했다."

구사일생으로 살아난 케이조는 위경련을 일으킨 여자에게 자신의 구명구를 준 그 선교사를 몇 번이나 생각해 보는 것이었다. 자신으로서는 전혀 불가능한 일을 그 선교사가 한 것이다. 그는 그 선교사가 살아 있기를 바랐다.

"그 선교사가 바라보며 살아온 것과 자신이 바라보며 살아온 것은 전혀 다른 것임에 틀림없었다. ……나는 '네 원수를 사랑하라.'라는 말은 알고 있었다. 그러나 사람을 사랑한다는 것은 구호를 외치는 것만으로는 안 되는 것이다. 그 선교사는 더 소중한 무언가를 알고 있었다. 단지 말만이 아닌 다른 무언가를 알고 있었어. 말뿐만이 아니라 더 생명력 있는 무언가를 알고 있었어."

종장(終章)

삶의 의미, 삶의 가치

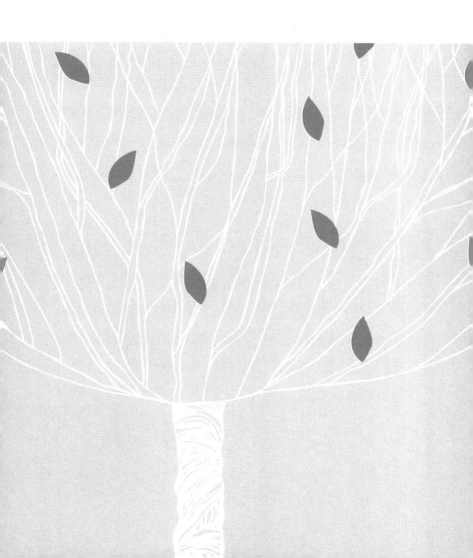

인생은 한 사람 한 사람에게
독자적인 과제를 부여하고 있다

진 실 한 　 인 생 을 　 살 아 간 다 는 　 것

즐거운 일이라면 무엇이든 하고 싶다.

웃을 수 있는 장소라면 어디라도 간다.

슬픈 사람과는 만나고 싶지 않다.

　이것은 가수이자 작곡가인 이노우에 요우스이 씨의 '푸른 하늘 오직 홀로'라는 노래이다. 현대 일본 청년의 심정을 노래한 것으로서 흥미롭다. 옴 진리교 사건을 보아도, 학교의 왕따 문제를 보아도, 다른 사람의 고통을 느끼거나 나눌 수 없는 것이 문제가 되고 있다.

　유엔 자원봉사자인 나카타 아쯔히토 씨의 캄보디아에서의 죽음은 평화를 만끽하고 있었던 우리들에게 실로 충격적인 사건이었다.

죽음보다도 나카타 씨의 삶 자체가 충격을 주었다.

1993년 4월, 그는 통역자인 레이 속피프와 함께 사살되었다. 25세의 짧은 생애였다. 그는 크메르어를 외우고, 유엔의 선거 감시단에 자원봉사자로서 참가하고 있었다. 평화를 만끽하고 있는 일본인의 대부분은 현실세계의 혹독함을 통감했지만, 혹독한 현실에도 불구하고 자신의 사명에 목숨거는 청년의 삶은 충격적일 만큼 감동을 주었다.

나아가 사건 이후 아무도 원망하지 않고, 슬픔을 억누르며 담담하게 말하는 아버지 타케히토 씨의 모습은 많은 사람에게 신선한 감동을 주었다.

그는 "유해를 접했을 때 아들이 본분을 마치고 하늘에 부름을 받은 것이라고 생각했으며, 이상하게도 숭고한 느낌이 들었습니다."라고 기자들에게 말했다.

사건 다음날 타케히토 씨는 "한숨도 자지 않고, 가족과 아쯔히토에 대해 이야기를 나누었습니다. 아쯔히토는 아름다운 추억만 남겼습니다. 가만히 있는 것을 싫어하는 편인 아들은 25년의 짧은 생애를 달려갔습니다. 부모로서 아들을 존경합니다."라고 말했다. 있다. 귀국 후 공항에서의 기자회견에서 타케히토 씨는 "아임 다잉(I'm dying)."이라고 무선으로 남긴 마지막 말에 대해 언급하면서

"이것으로 삶을 마친다고 연락하며 임무를 다한 아들에게 숭고한 존엄과 기품있는 태도를 느꼈습니다.…… 아쯔히토의 히토(仁)라는 글자는 사람을 깊이 사랑한다는 뜻입니다. 종교와 국경을 넘어, 세계의 많은 사람으로부터 사랑받으면서 짧은 생애를 마감한 마쯔히토는 부모의 소원 그대로 인류애 속에 살아줬습니다."

그리고 아버지 타케히토 씨는 "아쯔히토의 죽음 이래 '지금까지의 삶이 이래도 되는가'라는 질문을 계속 던지고 있는 느낌이 들어 장례식 후에 결심했다."라고 하며, 국제 자원봉사활동에 몸을 던졌다.

법철학자이자 훌륭한 교육자이며 '일본의 힐티'라고도 불려진 미타니 타카마사 씨는 다가오는 죽음을 각오하면서, 사상적 유서라고 할 수 있는 저서 '행복론(岩波文庫)'을 집필했다. 이것은 그의 죽음 1개월 후인 1944년에 출판되었다.

이 서적에서 그는 이렇게 말하고 있다.

"우리는 정말로 보람 있는 인생에 마음을 고정시키고 한 길, 오직 진실된 일생을 향해 분발할 때 진실된 인생을 붙잡지 못한 채 끝나버리는 일은 없다. 그렇게 하여 만일 인생의 진실을 붙잡는다면, 그렇게 마지막에 진실한 삶을 얻는다면, 다른 어떤 것을 잃어도 무슨 후회가 있겠는가? 가난인들 어떠랴, 병인들 어떠랴, 혈육

의 비극 또한 어떠랴. 오직 인생의 진실을 추구하여 종국에 얻지
못하는 일은 있을 수 없다. 이미 이것을 얻었다면, 다른 모든 것은
허무한 것, 추구할 가치가 없는 것이다."

S 씨의 병은 ALS였다. 정식병명은 근위축성측색경화증(筋萎縮性側索硬化症, 일명 루게릭병)으로 난치병으로 지정돼 있다. 이 병은 전신 근육이 서서히 위축되어 움직이지 않게 되고, 마지막에는 스스로 호흡마저도 할 수 없게 되는 진행성 병이다. 지능 쪽은 전혀 영향받지 않으며 마지막까지 의식만은 맑게 유지된다.

그의 증상은 언어장애로부터 시작되었다. 말할 수 없게 된 그는 워드프로세서를 쳐서 대화를 시작했다. 이윽고 손의 근육이 쇠약해져 쓸 수 없게 되자 그는 발가락으로 워드프로세서를 치는 방법을 고안해 냈다.

병의 진행과 함께 점점 음식을 넘기지 못하게 되어, 코를 통해 위로 튜브를 넣어 경관(經管) 영양을 시작했다. 드디어 침마저도 삼킬 수 없게 되고 호흡이 곤란해져 기관절개를 했다. 그것도 잠시, 결국 스스로 호흡마저 할 수 없게 되어, 호흡기 신세를 지게 됐다. 호흡기를 부착한 후로부터 익숙해지는 데는 어느 정도의 시간이 걸렸다.

어느 날 밤, 그의 병실을 방문했을 때, 그는 평소처럼 시트 위에 손가락으로 썼다. 부인이 확인하며 천천히 그것을 해독하면서 목소리를 냈다.

"감·사·합·니·다."

"편·해·졌·습·니·다."

그의 손가락은 더 움직였다.

"생·명·소·중·히"

거기까지 읽었을 때, 부인의 눈에서 왈칵 눈물이 쏟아져 나와 그녀는 손수건으로 얼굴을 덮었다. 동시에 S 씨의 양쪽 눈으로부터 눈물이 볼을 흘러 내렸다. 그것을 부인이 얼른 손수건으로 닦았다.

'생명 소중히' 후에 무슨 말을 계속하고 싶었을지를 순간 생각했다. 그러나 그런 것은 아무래도 좋았다. '생명 소중히'. 얼마나 놀라운 말인가! 그러나 또한 동시에 얼마나 무거운 말일까! S 씨의 부인에게는 이 말 배후에 내가 모르는 더 깊고 깊은 의미가 있음에 틀림없을 것이다. 아마도 이 말을 표어로 그리고 이 말에 힘을 얻어 지금까지 서로 격려해 왔을 것이다. 지금까지 둘이서 공유해 온 즐거움, 아니 그 이상으로 고통스러운 경험이 이 말에 응축되어 있음에 틀림없다. 두 사람이 짊어지는 생명은 얼마나 무거운 것일까! 나는 엄숙한 마음으로 가득 차 병실을 나왔다.

그로부터 1년에 가까운 입원생활 후 그는 무사히 퇴원하게 되었다. 그의 호소와 효고 현(縣) 난치병 연맹의 강한 활동을 통해 현에서 인공호흡기 무상대출 제도가 발족되었다. 그가 그 적용 1호가 되었으며 재택 요양의 길이 열린 것이었다.

재택 요양은 그의 강한 희망에 의한 것이었지만, 그것은 자신을 위해서라기보다는 같은 난치병 환자인 동료에게 재택 요양의 모델 케이스가 된다는 사명감에 의한 것이었다. 그리고 이 재택 요양은 부인과 가족의 헌신적 간호와 지역의 보건소·의료팀·자원봉사자 등 많은 사람의 도움을 통해 성립되었다.

그의 전신 근육은 더욱 위축되어 '눈을 깜박거리는 것' 외에는 아무 것도 할 수 없었다. 그와의 대화는 오로지 오십음(일본어 기본 글자 도표-역자 주) 도표를 사용한 '눈을 깜박거리는 것'에 의해서였다. 어쩌다 오른쪽 엄지손가락이 아주 조금 움직이는 일이 있었지만 그런 때, 그는 이 기회를 놓치지 않고 온 신경을 집중하여 특별히 제작된 광센서 워드프로세서로 편지 쓰기에 임하였다.

그의 살아가는 자세는 항상 앞을 향했다. 새로운 ALS 치료약이 나오면 자신이 솔선해서 그 실험대가 되겠다는 것이 입버릇이며 꿈이었다. 또한 정치나 선거에 다른 사람보다 관심이 많았던 그는 투표용지에 스스로 쓸 수 없는 장애자를 위한 대책을 행정당국에 호소했다.

어쨌든 그는 실로 바쁜 사람이었다. 그에게 많은 사람들의 상담과 요청이 날아들었다. ALS로 살아갈 희망을 잃은 사람들을 위한 격려의 편지를 써달라고 ALS협회 본부로부터의 의뢰도 있었다. 할 수 있는 것은 유일하게 '눈을 깜박거리는 것' 뿐이었지만 얼마나 많은 사람들에게 살아갈 희망과 기쁨을 준 것일까!

인생은 한 사람 한 사람에게 독자적인 과제를 부여하고 있다

"설령 아무리 자유가 속박된 상황에 있을지라도, 생명의 마지막 1분까지 생명을 뜻있게 만들어 가는 풍요로운 가능성은 열려 있는 것이다."라는 말은 아우슈비츠의 지옥을 살아온 프랭클의 말이다. S 씨의 삶은 바로 이 말의 진실성을 증거하는 것이었다. 어느 날 그가 보내온 편지에 이런 말이 쓰여 있었다.

"현재 몸 상태는 장기 검사에 이상이 없으며 모든 것이 아주 건강했을 때와 같은 상태로 돌아와 그저 움직일 수 없고 말할 수 없으며, 식사를 할 수 없고 자발호흡을 할 수 없는 장애만이 남은 상태입니다.

…… 많은 분들로부터 격려를 받아, 하루하루를 이렇게 평온한 마음으로 생명을 부여받고 있음에 매우 감사합니다.

앞으로도 이 장애를 사이좋게 대하며 밝게 지내는 것과 충실한 재택 요양을 달성하는 것이 저에게 주어진 사명이라고 생각하여 분발하고 있으므로 지도 부탁드립니다."

6년간에 걸친 투병생활 후 그는 많은 사람의 아쉬움 속에 삶을 마감했다. 그러나 사람들에게 '살아갈 용기'를 준 그의 정신은 그를 접한 사람들의 마음속에 언제까지나 살아 숨쉬고 있다.

프랭클은 말한다. 많은 사람의 예상과 달리, 가혹한 수용소 생활을 궁극적으로 견딜 수 있었던 사람은 결코 건장한 신체를 가진 사람이 아니었다. 결정적인 것은 '외적인 강함'이 아니라 오히려 '내적인 강함' 쪽이었다. 살아갈 힘을 준 것은 풍요로운 내적 생활을 가지고 있는 사람이었다. 왜냐하면 "그들에게는 두려운 주위 세계로부터 정신의 자유와 내적 풍요로움으로 피할 길이 열려져 있었기 때문이다. *이리하여 섬세한 성향의 인간이 때때로 건장한 신체를 가진 사람들보다도 수용소 생활을 더 잘 견딜 수 있었다는 패러독스를 이해할 수 있는 것이다*(프랭클, 죽음과 안개, 미스즈 書房)."

프랭클은 나아가 이렇게 말한다. "강제 수용소만이 아니라 여러 가지 상황에서 인간은 자신의 운명과 대결하게 되며, 고난의 상태에서 내적 풍요로움을 창조해낼 수 있는가 아닌가의 결단 앞에 서게 된다."…라고 말이다.

우리는 각각 고유한 인생을 살아가고 있다. 그 인생은 고유의 가치를 가지고 있으며, 그 가치는 다른 사람의 평가에 의해 좌우되거나 결정되는 것이 아니다. 그것은 누구와도 비교할 수 없으며 바꿀 수도 없는 독자적인 인생이다. 인생은 우리 한 사람 한 사람에게 독자적인 과제를 주고 있다. 인생의 과제에 대해 우리는 정면으로 부딪쳐 가야 하는 책임과 의무가 있다.

경부(脛部)골절로 인해 사지마비의 몸이 된 시인 호시노 토미히로 씨는 다음과 같은 시를 쓰고 있다.

생명이 가장 소중하다고

생각하고 있었을 때

사는 것이 괴로웠다

생명보다 소중한 것이

있음을 안 날

살아있는 것이

**　기뻤다**

('방울소리나는 길', 偕成社)

저자 후기

'인간답게 죽는 것'이란? 이것은 호스피스 병동에서 환자들과 함께 걸으며 항상 부딪쳐오는 무겁고도 엄숙한 과제이다. 최근에는 언젠가 나도 죽음의 자리에 눕게 된다는 생각하며, 환자의 모습에 나를 겹쳐 생각하는 일이 많아졌다. 한 사람 한 사람의 '생과 사'에 관계하면서 나 자신이 줄 수 있는 것은 한정되어 있는 반면 그들로부터 살아갈 용기와 격려를 얼마나 많이 받았는지 모른다.

이 사회에 절실하게 요구되고 있는 것은 약자에게 따뜻한 사회를 건설하는 것이다. 강자의 무리수가 약자에게 돌아가는 비극을 초래하지 않기 위해서 한 사람 한 사람의 가치가 그 행위가 아니라, 존재 자체를 통해 평가되고 존중되는 사회 실현이야말로 우리에게 부과된 책임과 의무이다. 호스피스 케어도 그러한 관점에서 논의 되어야 할 것이다.

이 책은 많은 분들의 도움으로 완성되었다. 많은 감동을 가져다주고, 의사로서 미숙한 나를 키워주신 환자 분들과 그 가족 분들에게 진심으로 감사드리고 싶다.